COLECCIONES

Ejecutiva
Superación personal
Salud y belleza
Familia
Literatura infantil y juvenil
Con los pelos de punta
Pequeños valientes
¡Que la fuerza te acompañe!
Juegos y acertijos
Manualidades
Cultural
Espiritual
Medicina alternativa
Computación
Didáctica
New Age
Esoterismo
Humorismo
Interés general
Compendios de bolsillo
Aura
Cocina
Tecniciencia
VISUAL
Arkano
Extassy

Dr. Abel Cruz

Salud con jugos

SELECTOR

actualidad editorial

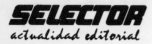

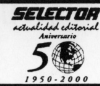

Doctor Erazo 120
Colonia Doctores   Tel. 55 88 72 72
México 06720, D.F.   Fax: 57 61 57 16

SALUD CON JUGOS

Diseño de portada: Kathya Rodríguez
Fotografía de portada: Manuela Álvarez

ISBN: 970-643-212-4

Décima Primera reimpresión. Agosto de 2004

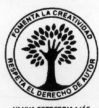

NI UNA FOTOCOPIA MÁS

Contenido

Sácale jugo a tu vida

Cuando somos niños el mundo nos sorprende y vamos descubriendo nuestro ambiente a través de los sabores, de las texturas, de los olores.

Por su naturaleza sabemos lo que nuestro cuerpo necesita y nos alimentamos instintivamente para darle a nuestro ser los nutrientes que requiere.

Pero pasan los años y conforme crecemos nos olvidamos de hacerle caso a nuestro cuerpo y comenzamos a alimentarnos con comida llena de grasas, de colesterol, de almidones; comida que puede lucir tan atractiva a nuestra vista y a nuestro paladar que aprendemos a consumirla sin control, sin pensar el efecto que hace a nuestro cuerpo.

Y por supuesto habrá alimentos que nos den la energía y nutrientes que necesitamos pero otros que sin darnos cuenta al consumirlos dañan y lesionan poco a poco nuestro organismo, hasta, en ocasiones, provocarle un mal irreparable.

En efecto "somos lo que comemos" y quizá nunca estuvimos tan conscientes de esto, sino hasta HOY.

Hasta HOY que llegó a nuestra vida alimentaria el Dr. Abel Cruz Hernández, quien combinando frutas y verduras en mezclas "extrañas" "exóticas" y por qué no, hasta "divertidas", ha logrado transformar la alimentación de quienes seguimos sus consejos.

Parece simple y quizá, en un mundo tan complejo, tan cibernético, tan globalizado, sea difícil creer que con un sencillo jugo de frutas y verduras podemos olvidarnos del insomnio, de la gastritis, del estreñimiento entre otros males; o bien, inyectarnos energía, olvidarnos de una cruda, tener más deseo sexual o por qué no hasta estar de buen humor.

Sí es simple, pero un jugo puede ser la solución a tus males. Con este libro del Dr. Abel Cruz, podrás transformar tu vida y sentirte tan bien como lo deseas.

Con este libro sin duda aprenderás a sacarle más jugo a tu existencia....

MARTHA CARRILLO

Para alguien como yo, que desde niña he crecido sin dedicarme a comer comida chatarra ni refrescos, creo que es sano que existan los jugos, porque aparte de que nos ofrecen una gran variedad de sabores, son muy saludables por su origen natural.

Para las personas que están acostumbradas a los alimentos naturales, este libro es una excelente opción; pero para las que no lo están, deberían empezar a probar esa gran armonía de colores y sabores que nos brinda la naturaleza. Además los jugos no contienen conservadores y químicos que afecten nuestra salud, y, por el contrario nos proporcionan vitaminas y minerales esenciales para el buen funcionamiento del organismo.

Todos sabemos que los refrescos jamás se van a comparar con las frutas y las verduras. Nunca se ha visto un árbol en el que en vez de proporcionarnos frutos, cuelguen latas de refresco.

El hombre y los seres humanos estamos hechos y diseñados para lo natural, por lo cual es importante difundir una alimentación sana tal y como lo hace el Dr. Abel Cruz en este libro.

También es importante que a los niños se les enseñe el valor nutricional de lo que están consumiendo, ya que de esta manera se harán conscientes de la buena alimentación.

En el mundo la vida siempre funcionará mejor si nos proponemos las pautas que nos dicta la naturaleza. Siempre que las respetemos seremos seres más saludables, más creativos y al tener en nuestro poder la decisión de elegir entre lo bueno y lo malo, siempre encontraremos que lo bueno nos reportara beneficios insospechados, que harán funcionar de manera maravillosa nuestro cuerpo, permitiendo un goce total de nuestra vida. Precisamente por lo anterior siempre recomendaré que leamos toda la información concerniente a nuestra alimentación, que aprendamos a seleccionar el alimento que vamos a consumir no solamente para nosotros sino también para nuestra familia, porque dejar una herencia de buenos hábitos para fomentar la salud es lo mejor que podemos dar a nuestros seres queridos.

En este libro encontrarás los lineamientos para obtener el jugo que tu vida necesita.

ANDREA LEGARRETA

Introducción

Cada vez que inicio un libro, me hago a la idea que nunca lo he realizado, y solamente en este voy a ser capaz de mostrar una forma realmente moderna que nos lleve por caminos de salud.

Hablar de la virtudes de las frutas y verduras es sumamente complejo, pues a pesar de la gran cantidad de información que existe, la mayoría es equivocada o exagerada, razón por la cual en este caso trataré de ser lo más realista posible en cada recomendación que sugiera.

En este libro encontrará una justificación de una segunda parte, ya que en el primer libro, *Sáquele jugo a sus frutas* viene una parte de lo que quiero expresar, pero, después de muchos años, me doy cuenta que la gente no sólo quiere saber para qué sirve cada fruta, sino también propuestas que verdaderamente alivien, y que sólo se logran a través de la experiencia y práctica que he tenido como médico naturista. Yo mismo he comprobado en carne viva los efectos sensacionales de consumir frutas y verduras.

En este libro encontrará tablas nutricionales, combinaciones adecuadas o inadecuadas de las frutas y verduras, pero sobre todo, la información que he presentado en muchos programas de televisión, radio, revistas, periódicos, etcétera, así como en diferentes foros de conferencias que he dado. Estos han tenido gran aceptación y he visto verdaderos milagros en los diferentes tratamientos para las miles de personas que han acudido a mis consultorios.

Para mi, es una obligación moral y social darlos a conocer, ya que no solamente mis pacientes tienen el derecho a ellos, sino todas las personas que no necesariamente estén enfermas, pero que sí les interesa comenzar una vida saludable, créame, es gratificante escuchar de viva voz a las personas que se han sentido mucho mejor y que los jugos les han abierto el camino de la salud.

Ojalá ellos sean parte de ese mundo al que todos tenemos derecho a gozar. En ocasiones la flojera o la ignorancia no permiten tener el conocimiento real de las cosas, sólo la investigación, el estudio y la práctica nos permitirán salir bien librados de alguna situación de enfermedad. Amen su cuerpo. Mis libros son para cualquier persona porque utilizo un lenguaje sencillo que puede ser entendido fácilmente. Ojalá cumpla la función para la que fue escrito.

Agradezco infinitamente a todos aquellos que con su participación, como pacientes y radioescuchas, han hecho que nos pongamos a investigar qué efectos tienen sobre su cuerpo consumir tal o cual alimento. Todo nuestro afecto fraterno a esos seres angelicales.

Léan este libro con todo el detenimiento y sobre todo prueben cada jugo, pues esa es la intención, que ustedes lo lleven a cabo, y cuando ya sientan sus efectos maravillosos, me lo hagan saber en cualquier lugar en donde nos encontremos, pues será un aliciente para continuar en esta campaña de información sobre la salud. Bienvenidos al Mundo Naturista del Dr. Abel Cruz.

Mirad que no menosprecieis a uno
de estos pequeños; porque os digo que
sus ángeles en los cielos ven siempre
el rostro de mi Padre que está en los
cielos.

S. Mateo 18 (vers. 10)
Con infinito amor a mis hermanos
DR. ABEL CRUZ

Nada como lo natural

Sin lugar a dudas, las frutas y verduras han significado un elemento de suma importancia en la alimentación de los seres humanos, ya que desde la prehistoria el hombre ha sido un gran recolector de plantas. Nosotros las hemos disfrutado tanto en ensaladas de forma cruda, como en los guisos, sopas, preparando jugos o simplemente solas, pero tomándolas casi por lo regular ya cocidas.

La vida diaria nos exige, además de realizar alguna actividad que nos mantenga ágiles como la natación, los ejercicios aeróbicos, las caminatas o cualquier actividad física, un aporte importante de fuentes nutricionales y naturales, que son propias de una buena alimentación para que nos mantengamos durante el día con energía y vitalidad.

Así, las frutas y verduras que consumamos son un elemento básico y deben formar parte de la dieta diaria por su contenido vitamínico. Es importante señalar que relacionando sus propiedades terapéuticas, aún con todos los avances científicos éstos no han logrado sustituirlas por elementos artificiales.

De tal manera que son aprovechadas en la elaboración de medicamentos, al igual que en los remedios donde el ama de casa por generaciones ha aprovechado las bondades de estos, para curar enfermedades sencillas como el catarro y la diarrea.

Hoy en día podemos encontrar en la tienda comida, jugos y golosinas adicionados con vitaminas, minerales y algunas sustancias químicas que son afectadas durante el proceso de industrialización, que jamás se compararán con el placer que se produce en nuestro sentido del gusto disfrutar ese sabor tan especial de un alimento natural recién preparado como un jugo.

Si usted está preocupado por su salud y la de su familia, ¿por qué no iniciar su día con un jugo natural? No sólo ayudará a cambiar su vida diaria, sino también ayudará a su organismo a sentirse sano y fuerte.

Desde el inicio del consumo habitual de algún jugo, usted eliminará sustancias como las toxinas o los tan aterradores radicales libres (que provocan que nuestro cuerpo se dañe y suframos del corazón o de cáncer), por lo cual usted se sentirá más activo y relajado, con un aliento fresco, con una lozanía en la piel que usted no creerá, que los niveles de grasa disminuyen, que las articulaciones se sienten más flexibles, que ya no padece tan seguido de enfermedades como la gripe o los resfriados, que los dientes están más sanos porque ya no sangran y que no tiene caries.

Si aprovechamos las bondades de los jugos de frutas y verduras recién preparados por nosotros mismos, estos pasarán a nuestro sistema digestivo, a través del cual aprovecharemos las cantidades de proteínas, vitaminas y minerales, que harán posible dar pie para que futuras generaciones sanas aprovechen lo que nuestra Madre Naturaleza nos ofrece: "VIDA" la cual nuestro país la posee en sus campos.

LAS FRUTAS Y VERDURAS

Gracias a la diversidad de los climas que posee México, casi todas las frutas y verduras se dan durante todo el año, pero es la primavera y el verano cuando hay más variedad de ellas.

En el mercado podemos encontrar casi todas aquellas que ya están listas para su consumo, preferentemente hay que comprarlas maduras, frescas, con un aspecto parejo en su piel y si son jugosas, que no estén abiertas, puesto que se contaminan.

Bajo este concepto, consideremos los beneficios que nos aporta su consumo, para lograr un mejor aprovechamiento de sus valores naturales y comprendamos toda la magia que envuelve a una fruta o verdura:

Dentro de los principales componentes se encuentra el Beta caroteno, la vitamina C, el Potasio y el Fósforo.

VITAMINAS

- Vitamina A (Beta caroteno)
- Vitamina B (Tiamina)
- Vitamina B2 (Riboflavina)
- Vitamina B3 (Niacina)
- Vitamina B5 (Ácido pantoténico)
- Vitamina B6 (Piridoxina)
- Ácido fólico
- Biotina
- Colina
- Inositol
- Vitamina C
- Vitamina E

MINERALES

- Yodo
- Hierro
- Magnesio
- Fósforo
- Calcio
- Cloro

- Cromo
- Cobre
- Cobalto
- Flúor
- Potasio
- Selenio
- Sodio
- Azufre
- Zinc

Podemos ver que las vitaminas y minerales de las frutas y verduras están unidas a nutrientes que nos facilitan su absorción en el organismo. Por mencionar algún ejemplo podemos encontrar que la piel blanca que envuelve a los cítricos, que ocasionalmente tiramos por inservible y amarga, contiene elementos llamados bioflavonoides que son esenciales para la absorción de la vitamina C. ¿Se dan cuenta qué sorpresas nos da la naturaleza?

Vitamina A, B1, B2, B12.

Lo fascinante de las vitaminas es que bastan muy pequeñas cantidades en la alimentación para mantenernos sanos. A diferencia de los carbohidratos y las grasas, las vitaminas no proporcionan energía al organismo. Sin embargo, hacen posible que éste extraiga energía útil de las dos primeras sustancias.

Son distintas de las proteínas porque las vitaminas no participan en la estructura corporal; sin embargo, hacen posible que nuevas células y tejidos se reproduzcan, por lo que son indispensables para que el cuerpo se mantenga vivo. Sin ellas, ni grasas, ni proteínas, ni carbohidratos podrían cumplir sus funciones.

Usted no lo creerá, pero por mencionar sólo algunas, le diré que las frutas que poseen más vitaminas son aguacates, cerezas, ciruelas, chabacanos, granadas, higos, melones, membrillo, grosella, moras, nueces, peras, uvas, piñas, plátanos. De los vegetales podríamos mencionar el brócoli, el apio, los berros, col de Bruselas, la lechuga, etcétera. Lo veremos más detalladamente en la tabla del siguiente apartado.

Vitamina C

Esta sustancia la podemos encontrar en la mandarina, aguacate, naranja, limón, toronja, níspero, ajo, cebolla, pepino, etcétera. Es primordial para el crecimiento. Su abstinencia o carencia, puede ocasionar escorbuto. Ayuda a combatir las infecciones, hemorragias y dolores circulatorios.

Vitaminas P, Pp, D, E, K

Aseguran la mineralización de los dientes y huesos en general, proporcionan la coagulación de la sangre y contribuyen a la conservación de los tejidos, principalmente, la piel del cutis. Las frutas que contienen estas propiedades son las fresas, higos, nueces, kiwi, duraznos, frambuesas, zarzamoras, sandías, melocotones, manzanas, etcétera.

Todas las frutas y verduras en mayor o menor cantidad, están dotadas de todas las vitaminas anteriores, además de contener en su estructura azúcares, sales minerales y calorías que aportan al organismo materias nitrogenadas, grasas, hidratos de carbono, celulosa y albúminas.

De las sustancias que benefician al cuerpo, los antioxidantes son los que nos ayudan en la lucha contra los radicales libres que pueden provocar padecimientos como el cáncer y enfermedades del corazón.

Propiedades de las frutas

Aguacate

Contiene excelentes cantidades de vitaminas como beta caroteno, B3, B5, C, E, ácido fólico, biotina y un poco de B1, B2 y B6. Tiene minerales como calcio, magnesio, fósforo, potasio, azufre, un poco de hierro y cobre. Su contenido calórico es de 233 calorías en 100 gr de aguacate.

Úselo preferentemente maduro y blando al tacto. Su aspecto debe ser de color firme, verde intenso. Al poco tiempo de cortarlo puede tornarse obscuro. Consúmalo antes de que esté demasiado maduro.

Es nutritivo, de fácil digestión, es utilizado como antirreumático en los tratamientos de la artritis, extermina o ayuda a expulsar los parásitos intestinales como las lombrices. Contiene hasta un 30% de grasa sin contenidos de colesterol, por lo que es un bálsamo para el corazón y los vasos sanguíneos. Combate el estrés, el nerviosismo, el insomnio, es útil en los casos de úlcera del estómago, cólicos y trastornos de la menstruación. Es apto para los diabéticos e hipertensos.

Arándanos

De las vitaminas podemos contar con el beta caroteno, el ácido fólico, vitamina C y un poco de vitamina B1, B2, B3, B5 y B6. De los minerales posee calcio, cloro, magnesio, fósforo, potasio, sodio, azufre y un poco de hierro y cobre. El aporte calórico es de 15 calorías en 100 gr.

Posee un sabor agridulce por lo que es utilizado en salsas principalmente. Es excelente astringente, antiasmático, antiséptico urinario y combate eficientemente la diarrea, disentería, colitis inflamatoria y el envejecimiento prematuro.

Contiene iguales cantidades de fibra dietética como la soya o el pan integral. Es apto para hipertensos y diabéticos, aunque puede producir algunas alergias en personas susceptibles.

Cereza

Posee vitaminas como el beta caroteno, ácido fólico, vitamina C y un poco de vitaminas B1, B2, B3, B5, B6 y E. Contiene minerales como calcio, magnesio, fósforo, potasio, sodio, azufre y un poco de hierro, cobre, manganeso y zinc. El aporte calórico es de 47 calorías en 100 gr de cerezas.

La variedad de color rojo obscuro es la más conocida por su contenido en minerales y vitaminas. Consumirlas crudas es lo más recomendable. Ocasionalmente, en algunas preparaciones deberá retirarse el hueso. Un consejo muy sabio es no tomar agua después de comerlas.

En los niños son un fruto de gran utilidad por todas sus propiedades nutricionales, ya que fomenta los procesos de desarrollo y crecimiento.

Son ideales para una diarrea simple o colitis, estimulan la digestión y las funciones del páncreas por lo que combate eficientemente la gota y el ácido úrico elevado, ya que desinflaman y estimulan el flujo de la bilis. Es recomendable para hipertensos y están fuera de la dieta de los diabéticos por sus contenidos en azúcar.

Chabacano

Posee vitaminas como el beta caroteno, B3, B5, ácido fólico, vitamina C y un poco de vitaminas B1, B2 y B6. Los minerales que contiene son principalmente calcio, magnesio, fósforo, potasio, sodio, azufre y un poco de hierro, cobre y zinc. En 100 gr de chabacano encontramos 28 calorías.

Es también conocido como albaricoque o damasco, es aromático y dulce, tiene la característica especial de ser muy dulce y de separarse fácilmente de la semilla. Es un buen aliado para hacer dieta, es laxante, calma o alivia el dolor de estómago, estimula el flujo de la bilis y el buen funcionamiento de los pulmones. Se ha demostrado que consumir chabacano ayuda a prevenir la leucopenia, una enfermedad de los fumadores empedernidos. Puede ser consumido por diabéticos e hipertensos.

Ciruela

Contiene vitaminas como el beta caroteno, ácido fólico, la vitamina C y un poco de vitaminas B1, B2, B5, B6 y E. Entre los minerales que podemos mencionar se encuentran el calcio, magnesio, fósforo, potasio, sodio y un poco de hierro y cobre. Contiene 38 calorías en 100 gr de esta fruta.

Son usadas principalmente secas. Para aprovecharlas al máximo es necesario remojarlas para que sean un buen laxante. Algo importante es no consumir agua después de ingerirlas frescas.

Además combate las flatulencias y actúa contra la gastritis y la acidez. No es recomendable para los diabéticos, pero sí para los hipertensos.

Fresas

Contienen abundantes cantidades de beta caroteno, ácido fólico, biotina, vitamina C y un poco de vitaminas B1, B2, B3, B5, B6 y E. Minerales como el calcio, cloro, magnesio, fósforo, potasio, sodio, azufre y un poco de hierro, zinc y cobre. Aporta 26 calorías por 100 gramos de esta fruta.

Es necesario tener mucho cuidado al desinfectarlas y quitarles los tallos verdes. Se recomienda su consumo en casos de diarrea, bajan la fiebre, limpian las membranas mucosas, son antirreumáticas, ayudan a eliminar las toxinas, suavizan la piel, estimulan el buen funcionamiento de los pulmones, son 100% dietéticas, ya que no contienen grasa. Son aptas para hipertensos y diabéticos.

Guayaba

Es rica en beta caroteno, B3, vitamina C y un poco de B1, B2, B5 y B6. Posee minerales como el calcio, magnesio, fósforo, potasio, sodio y un poco de hierro, cobre, manganeso y zinc. En 100 gr de guayaba encontramos 51 calorías.

Es una fruta muy popular cuya coloración va del rosa casi blanco, al amarillo rojizo. Es un excelente antidiarreico, antiescorbútico y actúa contra la disentería. En algunos casos se ha demostrado que por sus contenidos en vitamina C, puede ejercer efectos cardioprotectores, y que por ser antioxidante, neutraliza gran parte de los radicales libres. Su consumo está recomendado para diabéticos e hipertensos.

Kiwi

Posee beta caroteno, vitamina C y un poco de vitaminas B1, B2 y B3. Contiene minerales como el calcio, magnesio, fósforo, potasio, sodio y un poco de hierro. Contiene 61 calorías por cada 100 gr.

Es un fruto exótico pero ha cautivado el gusto popular, por lo que podemos encontrarlo en casi todos los mercados. Es un laxante suave y contiene una buena fuente de vitamina C, por lo que si necesita otra opción que no sean los cítricos, esta es lo mejor.

En investigaciones recientes se demostró que puede ayudar contra el asma, la bronquitis crónica y el enfisema, así como a mantener al hombre más fértil, todo debido a la gran cantidad de vitamina C. No se recomienda combinarlo con productos lácteos. Algunas personas pueden ser alérgicas, pero sí puede ser consumida por diabéticos e hipertensos.

Lima

Abundante en beta caroteno, ácido fólico, vitamina C y un poco de vitaminas B1, B2, B3 y B5. Contiene minerales como el calcio, fósforo, potasio, sodio y un poco de hierro, cobre y zinc. Proporciona 30 calorías por cada 100 gr de esta fruta.

Es la más dulce de los cítricos, es una excelente aliada contra la gota y el reumatismo, también es un poderoso diurético que deshace cálculos de los riñones, por lo que se recomienda para enfermedades de vías urinarias.

Limón

Contiene vitamina C y un poco de vitaminas B1, B2, B3, B5, B6 y biotina. Del complejo de los minerales contiene calcio, cloro, magnesio, fósforo, potasio, sodio, azufre y un poco de hierro y cobre. En 100 gr de limón encontramos 32 calorías.

Es la más clásica entre las fuentes de vitamina C, por lo cual es apreciada desde antes de Cristo. Pocas frutas han mantenido su popularidad. Es un excelente refrescante, ayuda a eliminar las toxinas del organismo, produce la estimulación de la sudoración, combate y reduce la fiebre, es antiácido, provoca la contracción de los tejidos, estimula el flujo de la bilis, es antirreumático y adelgazante. Lo anterior se debe a sus contenidos de ácidos cítricos y ácido ascórbico (vitamina C). Es apto para diabéticos e hipertensos.

Mandarina

Contiene vitaminas como el beta caroteno, ácido fólico, vitamina C y un poco de vitaminas B1, B2, B3, B5 y B6. Es abundante en minerales como el calcio, magnesio, fósforo, potasio, sodio y sólo un poco de hierro, cobre y manganeso. Aporta 35 calorías por cada 100 gr.

Fortalece todo el organismo y en especial las defensas naturales, por lo que es un eficaz remedio contra enfermedades bronquiales. Se debe evitar mezclar con frutas dulces o verduras, combina bien con las nueces.

Mango

Posee beta caroteno, vitamina C y un poco de vitaminas B1, B2, B3, B5 y B6. Encontramos minerales como calcio, magnesio, fósforo, potasio, sodio y un poco de hierro, cobre, manganeso y zinc. Aporta 65 calorías por cada 100 gr. Se dice que Buda acostumbraba meditar bajo la sombra de este árbol, y precisamente con mangos rompía su ayuno. Es un excelente antiácido, digestivo y desaloja perfectamente las flemas. Su jugo es muy útil en casos de gastritis o acidez estomacal. Buen remedio para combatir la tensión, el mal humor y el fastidio de un día de trabajo. Puede comerlo una persona diabética o hipertensa.

Manzana

Encontramos vitaminas como el beta caroteno, ácido fólico, vitamina C y un poco de vitaminas B1, B2, B3, B6, E y biotina. Con respecto a los minerales podemos mencionar calcio, cloro, magnesio, fósforo, potasio, azufre y un poco de zinc y cobre. Contiene 46 calorías por cada 100 gr de este fruto.

Tiene propiedades que combaten el asma, la anemia y la diarrea. También es considerado como un relajante y somnífero del sistema nervioso. Combate el ardor de la gastritis y favorece su curación, combate la gota y el reumatismo. No existe problema en su consumo para los diabéticos e hipertensos.

Melocotón

Encontramos en él vitaminas como el beta caroteno, ácido fólico, B3, vitamina C y un poco de vitaminas B1, B2, B6 y biotina. Contiene minerales como calcio, magnesio, fósforo, potasio, sodio, azufre y un poco de zinc, hierro y cobre. Aporta 33 calorías en 100 gr de este fruto.

Los melocotones son tonificantes de todo el organismo. Son especialmente benéficos para los riñones por las propiedades diuréticas que poseen. Estimulan el apetito y son benéficos para el metabolismo y la digestión.

Melón

De las vitaminas podemos mencionar el beta caroteno, ácido fólico, vitamina C y un poco de vitaminas B1, B2, B3, B6 y E. Proporciona minerales como calcio, cloro, magnesio, fósforo, potasio, sodio, azufre y un poco de zinc, hierro y cobre. Aporta 21 calorías por cada 100 gr.

El mejor melón es el de color naranja por sus propiedades antioxidantes, por lo cual previene enfermedades como el cáncer y del corazón. Es útil en casos de bronquitis crónica, cistitis y cólicos nefríticos, calma el dolor y la irritación en las vías urinarias. Por sus cantidades de beta caroteno el melón ayuda a tener óptimas defensas. Todas las variedades de melón son diuréticos y regulan el ácido úrico, limpian los riñones y son recomendados en casos de artritis o reumatismo. Puede comerlo un diabético o hipertenso.

Moras

Contienen beta caroteno, vitaminas C, E y un poco de vitaminas B1, B2, B3, B5, B6 y biotina. Tiene minerales como calcio, cloro, magnesio, fósforo, potasio, sodio, azufre y un poco de hierro y cobre. Aporta 29 calorías en 100 gr de esta fruta.

Son especialmente recomendadas en casos de anemia, contienen propiedades diuréticas y regulan la presión sanguínea. Actúan contra inflamaciones de la garganta, resfriados frecuentes, fortalece los bronquios, también útiles en inflamaciones bucales, diarreas y parásitos intestinales. Los diabéticos han obtenido buenos resultados de su consumo.

Naranja

De las vitaminas que contiene podemos mencionar el beta caroteno, vitamina C y un poco de vitaminas B1, B2, B3, B5, B6 y E. Tiene minerales como calcio, magnesio, fósforo, potasio, y un poco de hierro, cobre, manganeso y zinc. En 100 gr aporta 46 calorías.

Es una fruta muy apreciada en todo el mundo porque es muy nutritiva, ayuda a eliminar las toxinas del organismo y favorece el flujo de la orina por lo que corrige además el estreñimiento. Es muy valiosa para los diabéticos y los hipertensos, ya que es necesaria para el buen funcionamiento del cerebro, el corazón y los músculos.

Papaya

Contiene vitaminas como el beta caroteno, ácido fólico, vitamina C y un poco de vitaminas B1, B2, B3 y B6. De los minerales podemos encontrar calcio, magnesio, fósforo, potasio, sodio y un poco de hierro, cobre, manganeso y zinc. Su aporte calórico es de 39 calorías en 100 gr.

Es un excelente laxante, promueve la buena digestión ayuda a expulsar los parásitos intestinales. Si usted fuma, comer papaya lo protegerá contra el cáncer de pulmón. Pueden ingerirla los hipertensos y diabéticos.

Pera

Contiene vitaminas como el beta caroteno, ácido fólico, vitamina C y un poco de vitaminas B1, B2, B3, B5 y B6. Tiene minerales como calcio, magnesio, fósforo, potasio, y un poco de hierro, cobre, manganeso y zinc. Por cada 100 gr de esta fruta se aportan 59 calorías.

Es una fruta que disfrutaron los griegos y romanos, como la manzana, existen muchas variedades. Es refrescante, por su textura y sabor, es ligeramente laxante y favorece el flujo de la orina. El consumo de pera puede reducir el colesterol malo y elevar el bueno. Ambas propiedades resultan benéficas para los diabéticos. Puede ser ingerida por personas hipertensas.

Piña

Posee vitaminas como el beta caroteno, ácido fólico, vitamina C y un poco de vitaminas B1, B2, B3, B5 y B6. Entre los minerales podemos mencionar calcio, magnesio, fósforo, potasio, sodio y un poco de hierro, cobre y zinc. Por 100 gr aportan 49 calorías.

La piña tiene un excelente sabor y aroma, es digestiva y previene los gases intestinales, es un laxante suave y desinflamatoria, actúa contra la cistitis y la tensión premenstrual. Su jugo posee propiedades antisépticas por lo que es usado como remedio en caso de faringitis, laringitis y amigdalitis, fluidifica las flemas y combate la tos durante la bronquitis. Los diabéticos e hipertensos pueden consumirla.

Plátano

Contiene beta caroteno, ácido fólico, vitamina C y un poco de vitaminas B1, B2, B3, B5, B6 y E. Contiene minerales como calcio, cloro, magnesio, fósforo, potasio, azufre y un poco de zinc, hierro, manganeso y cobre. En 100 gr podemos encontrar 79 calorías.

Es mucho más que una buena fuente de potasio: es un laxante suave, por lo que al bebé se le puede dar como uno de los primeros alimentos. Regula el ph del organismo, se recomienda su consumo en caso de gastritis, regula la digestión y la tensión premenstrual, protege el corazón y los vasos sanguíneos. Puede ingerirlo una persona diabética o hipertensa.

Sandía

Encontramos vitaminas como el beta caroteno, ácido fólico, B5, vitamina C y un poco de vitaminas B1, B2, B3 y B6. Tiene minerales como el calcio, magnesio, fósforo, potasio, sodio y un poco de hierro, cobre y zinc. Aporta 21 calorías en 100 gr.

La pulpa de la sandía suele ser roja, aunque algunas variedades son de color blanca, amarilla o rosada. Es refrescante, digestiva y sus semillas poseen una característica diurética. Protege contra los radicales libres y por lo tanto del cáncer, protege la retina, reduce la producción de sustancias inflamatorias en los tejidos y eleva las defensas del organismo. Es apta para hipertensos y diabéticos.

Uva

Tiene vitaminas como la C, E y un poco de B1, B2 y B3. Aporta minerales como el calcio, magnesio, fósforo, potasio, sodio y un poco de hierro, cobre y zinc. Contiene 60 calorías por cada 100 gr.

La vid es, al igual que el olivo, una planta que el hombre cultiva desde tiempos inmemoriales. Cada variedad de uva tiene un uso exclusivo y las hay especialmente para producir el vino, para consumirse como fruta o para producir la tan conocida pasita.

Es digestiva, laxante, antiespasmódica y favorece el flujo de la orina, es útil en los casos de reumatismo, males hepáticos y hemorroides. La uva roja es rica en una sustancia que desinflama e inhibe la formación de tumores malignos en el cólon. Es apta para el consumo de diabéticos e hipertensos.

Propiedades de las verduras

Ajo

Tiene vitaminas como el ácido fólico y un poco de vitaminas B1, B2 y B6. Proporciona minerales como calcio, fósforo, potasio, sodio, hierro y un poco de zinc. Aporta 117 calorías en 100 gr de estos.

El ajo se usa como un condimento, y en la medicina se utiliza ya sea fresco o seco, crudo o cocido, en polvo o aceite, en escamas o como sal de ajo, en tintura, extracto, cápsulas y grageas. Aunque desgraciadamente produce mal aliento, ayuda a reducir el colesterol nocivo y eleva el benéfico, impide la tendencia a formar coágulos peligrosos en la sangre, por lo que puede ser consumido por los diabéticos e hipertensos.

Apio

Encontramos vitaminas como el ácido fólico, vitamina C y un poco de biotina y vitaminas B1, B2, B3, B5, B6 y E. Entre los minerales que contiene podemos mencionar calcio, cloro, fósforo, potasio, sodio, manganeso y azufre. Su aporte calórico es de 8 calorías en 100 gr.

El apio fue muy popular en la antigüedad. En la cocina se utilizan preferentemente los tallos tiernos y sus hojas, en la herbolaria se prefiere secas la raíz y las semillas, pues contienen mayor concentración de principios activos. Su consumo despierta el apetito, combate la acidez y la úlcera gástrica, ayuda a eliminar las toxinas del cuerpo, es muy útil para saciar el hambre cuando se está a dieta, combate y reduce la fiebre, elimina las flatulencias, impulsa la menstruación, produce el desalojo de las flemas y favorece la circulación sanguínea en caso de várices. Puede ser apto para diabéticos e hipertensos.

Berros

Abundan en vitaminas como el beta caroteno, vitamina C, E y un poco de biotina y vitaminas B1, B2, B3, B5 y B6. Proporcionan minerales como calcio, cloro, magnesio, fósforo, potasio, azufre, sodio y un poco de zinc y cobre. Aporta 14 calorías por cada 100 gr.

El berro ya era conocido unos 10 000 años antes de Cristo. Despierta el apetito y promueve una buena digestión, es antiescorbútico, estimula el buen funcionamiento de los pulmones, favorece la evacuación de los intestinos, tradicionalmente se ha utilizado contra la gingivitis, las inflamaciones bucales y faringitis. Proporciona tanta vitamina C como dos naranjas o media docena de limones. Pueden disfrutarlos los diabéticos e hipertensos, pero si se padece de cálculos renales será mejor que los evite.

Brócoli

Contiene beta caroteno, ácido fólico, vitamina C y un poco de vitaminas B1, B2, B3, B5 y B6. Es rico en calcio, magnesio, fósforo, potasio, sodio y un poco de hierro, cobre y zinc. Aporta 28 calorías por cada 100 gr.

Pocos vegetales como el brócoli resultan tan benéficos para la salud, es un protector anticanceroso por los antioxidantes que contiene. Lo pueden consumir los diabéticos e hipertensos.

Cebolla

Contiene vitaminas como el ácido fólico, vitamina C y un poco de biotina y vitaminas B1, B2, B3, B5 y B6. Minerales como, calcio, cloro, magnesio, fósforo, potasio, azufre, sodio y un poco de zinc, hierro y cobre. Aporta 23 calorías por cada 100 gr.

Los egipcios tenían en gran estima este vegetal. Existen diversos tamaños y colores como la blanca, verde, amarilla, morada y roja.

Esta hortaliza favorece el flujo de la orina, combate a los microorganismos patógenos, combate la tos, ayuda a eliminar las toxinas del cuerpo, facilitando la circulación y previniendo los aumentos en el colesterol sanguíneo.

En el caso de los diabéticos es muy útil porque ayuda a regular los niveles de glucosa sanguínea. También es apta para hipertensos.

Col blanca

Contiene ácido fólico, vitamina C y un poco de biotina y vitaminas B1, B2, B3, B5, B6 y E. Su contenido en minerales está dado por el calcio, cloro, magnesio, fósforo, potasio, azufre, sodio y un poco de zinc, hierro y cobre. Aporta 22 calorías por cada 100 gr.

La col nunca faltaba en la mesa de los antiguos griegos, de acuerdo con ellos, posee la virtud de aumentar la producción de leche materna. Puedo asegurar que expulsa los parásitos intestinales, estimula el buen funcionamiento de los pulmones, es antiescorbútica y antiulcerosa, pero básicamente protege contra los tipos de cáncer de pulmón, de vejiga y de intestino. Es apta para diabéticos e hipertensos.

Col de Bruselas

Contiene vitaminas como el beta caroteno, ácido fólico, vitamina C y un poco de vitaminas B1, B2, B3, B5 y B6. Contiene minerales como calcio, magnesio, fósforo, potasio, azufre, sodio y un poco de hierro, zinc, y cobre. Encontramos 26 calorías en cada 100 gr de col.

Esta variedad de col en miniatura es comunmente obtenida mediante la horticultura, de ahí su gran

parecido con la anterior. Es un vegetal muy alimen-
ticio y bajo en calorías, su consumo provoca un
efecto preventivo contra el cáncer e inhibe el desarrollo de tumores malignos, calma o alivia el dolor
de estómago. Es apta para hipertensos y diabéticos.

Coliflor

Proporciona cantidades considerables de beta caroteno, ácido fólico, vitamina C y un poco de vitaminas B1, B2, B3, B5 y B6. Entre los minerales
podemos contar el calcio, magnesio, fósforo, potasio,
azufre, sodio y un poco de hierro, zinc y cobre. Su
aporte calórico es de 24 calorías en 100 gr de esta.

Su origen es muy antiguo y se remonta a miles de
años. Promueve la buena digestión y el buen funcionamiento de los pulmones, por lo cual es muy benéfica para las personas con asma o que padecen de los
bronquios. Posee sustancias que estimulan la producción de moléculas protectoras contra el cáncer. Una
persona con diabetes o hipertensión puede consumirla.

Espinacas

Aportan vitaminas como el beta caroteno, B3,
vitamina C y un poco de B1 y B2. Minerales como
hierro, calcio, sodio, fósforo y potasio. Contienen 25
calorías por cada 100 gr.

Pertenecen a la familia de las acelgas y el betabel, sus rasgos característicos son sus hojas oscuras y tiernas que se sirven bien cocidas. Son un buen laxante, favorecen la evacuación de los intestinos y del flujo de la orina, además son antirreumáticas. Son aptas para los hipertensos y diabéticos.

Germinado de alfalfa

Cuenta con vitaminas como el beta caroteno, la vitamina C y un poco de B1 B2 y B3. Cuenta con minerales como calcio, sodio, fósforo y potasio. El aporte calórico es de 30 calorías en 100 gr de germinado de alfalfa.

Es un jardín de vitaminas, además es muy nutritiva y la mejor manera de aprovecharla es comer las semillas, ya que ayudan en el tratamiento del escorbuto, son un excelente remedio contra el exceso de acidez estomacal y cuando se tienen agruras. Son aptas para los diabéticos e hipertensos.

Germinados de soya

Proporcionan vitaminas como el beta caroteno, vitamina C y un poco de B1, B2 y B3. Entre sus minerales podemos mencionar el calcio, fósforo, potasio, sodio y un poco de hierro. Contiene 29 calorías por cada 100 gr.

Lechuga

Contiene vitaminas como el beta caroteno, vitamina C y un poco de B1, B2, B3, B5, B6 y E. De los minerales posee calcio, magnesio, fósforo, potasio, sodio y un poco de hierro, zinc, y cobre. Encontramos 15 calorías por 100 gr de lechuga.

Sus tipos principales son la romana, la rizada, la orejona y la palmeada. Su consumo es muy refrescante, suaviza la piel, es un buen sedante, es hipnótica y favorece la función de los intestinos. Pueden consumirla los hipertensos y los diabéticos.

Nabo

Posee vitaminas como el ácido fólico, vitamina C y un poco de vitaminas B1, B2, B3, B5 y B6. Contiene minerales como el calcio, fósforo, potasio y magnesio. Aporta 30 calorías por cada 100 gr.

Entre las variedades encontramos el nabo largo, el largo negro y el bola de nieve, posee un sabor fuerte, de su aceite se obtienen aplicaciones domésticas e industriales. Promueve la buena digestión y el buen funcionamiento de los pulmones, además protege contra el cáncer. Es apto para los hipertensos y diabéticos.

Papa

Contiene vitaminas como el ácido fólico, vitamina C y un poco de vitaminas B1, B2, B3, B5 y B6. Cuenta con minerales como el calcio, azufre, magnesio, potasio, fósforo, cloro y un poco de hierro, zinc, y cobre. Por cada 100 gr encontramos un aporte calórico de 87.

Como elemento curativo la papa produce una reacción alcalina muy benéfica para la acidez, úlcera o gastritis, su jugo favorece el flujo de la orina, es hipotensiva, es conveniente para los diabéticos por ser fuente de carbohidratos así como para las personas que desean adelgazar siempre y cuando sea en estado crudo; además que evita el cáncer.

Pepino

Encontramos vitaminas como el ácido fólico, vitamina C y un poco de biotina, vitamina B1, B2, B3, B5 y B6. De los minerales podemos considerar el calcio, azufre, magnesio, fósforo, potasio, sodio y un poco de hierro, zinc, y cobre. Por cada 100 gr contiene 10 calorías.

El jugo de los pepinos es un excelente diurético, además favorece la evacuación de los intestinos ayudando a eliminar las toxinas del cuerpo, ayuda contra las infecciones como la gingivitis y la alveo-

litis. Puede ser apto para las personas diabéticas e
hipertensas.

Perejil

Contiene vitaminas como el beta caroteno, B3,
vitamina C y un poco de vitaminas B1 y B2. Cuenta
con minerales como el calcio, fósforo, potasio, sodio, hierro y azufre. Su contenido calórico en 100 gr
es de 43. Es un vegetal que se conoce desde la época
de la Grecia clásica, es un excelente protector de los
huesos, prevee la osteoporosis , favorece el flujo de
la bilis, es útil en los dolores menstruales y los
trastornos gástricos, alivia los pulmones y la conges-
tión nasal, es antiescorbútico. Es apto para hipertensos y diabéticos.

Pimientos

Contienen beta caroteno, ácido fólico, vitamina C
y un poco de vitaminas E, B1, B2, B3, B5 y B6. Entre
los minerales podemos mencionar el calcio, magnesio, fósforo, potasio, sodio y un poco de hierro, zinc,
y cobre. Aportan 24 calorías por cada 100 gr.

Casi todos los pimientos son de un gusto dulce y
delicado, contienen más vitamina C que el limón,
estimulan el flujo de la bilis, promueven la buena
digestión y son estimulantes, además son un buen

antioxidante que previene los estragos de los radicales libres causantes del cáncer.

Pueden consumirlo personas diabéticas o hipertensas.

Rábanos

Contiene vitaminas como el ácido fólico, vitamina C y un poco de vitaminas B1, B2, B3, B5 y B6. De los minerales se encuentran el calcio, cloro, magnesio, hierro, azufre, fósforo, potasio, sodio y un poco zinc y cobre. Contiene 12 calorías por cada 100 gr.

Esta hortaliza contribuyó a dar vigor a los constructores de las pirámides en Egipto; favorece el flujo de la orina y la bilis en el tratamiento de los males hepáticos y biliares, disminuye la ronquera en caso de faringitis o laringitis, así como el asma y la sinusitis. Es apto para diabéticos e hipertensos.

Tomate

Proporciona vitaminas como el beta caroteno, ácido fólico, biotina, vitamina C y un poco de vitamina B1, B2, B3, B5 y B6. Contiene minerales como calcio, cloro, magnesio, azufre, fósforo, potasio y un poco zinc, hierro y cobre. Por cada 100 gr encontramos 14 calorías.

Zanahoria

Contiene vitaminas como el ácido fólico, beta caroteno, vitamina C y un poco de biotina y vitaminas B1, B2, B3, B5, B6 y E. Proporciona minerales como el calcio, magnesio, cloro, fósforo, potasio, azufre, sodio y un poco de hierro, zinc y cobre. Aporta 35 calorías por cada 100 gr.

Aunque hay una variedad roja y amarilla de esta, la más común es la anaranjada, que debe su coloración a la presencia del pigmento llamado beta caroteno. Ayuda a eliminar las toxinas del cuerpo, estimula el flujo de la bilis, combate los males hepáticos, es antianémica, elimina las flatulencias, extermina o ayuda a expulsar los parásitos intestinales, es un laxante suave y protectora anticancerosa. Combate la colitis y estimula las buenas funciones digestivas, es útil para tratar tos, asma, cáncer de seno y reduce a la mitad las posibilidades de desarrollar tumores malignos. Es apta para hipertensos y diabéticos.

Estas no son las únicas frutas y verduras que contienen esta gran riqueza, pero son las más comunes que usted podrá encontrar durante casi todo el año en el mercado, como lo veremos en la siguiente tabla.

Calendario anual
de frutas y verduras

MES	*FRUTAS*	*VERDURAS*
ENERO	Aguacate, caña, chicozapote, fresa, guayaba, granada china, jícama, lima, mandarina, manzana, naranja, papaya, plátano, piña, toronja, tamarindo, tejocote, uva y zapote negro.	Calabacita, chile cuaresmeño, chile serrano, col, coliflor, espinaca, hongo, zanahoria y lechuga.
FEBRERO	Aguacate, fresa, guayaba, jícama, granada china, guanábana, mandarina, mamey, naranja, melón plátano, piña, papaya, tamarindo, zapote negro y toronja.	Acelga, berenjena, col, calabacitas, chayote, coliflor, chile serrano y cuaresmeño, ejote, hongo, espinaca, lechuga, jitomate, pepino, nopal, rábano, zanahoria y tomate.
MARZO	Fresa, guanábana, mamey, plátano, papaya, piña, melón, sandía, tamarindo y toronja.	Acelgas, col, chayote, calabacita, chiles poblano, serrano y cuaresmeño, hongo, espinaca, lechuga, nopal, papa, zanahoria y rábano.

MES	*FRUTAS*	*VERDURAS*
ABRIL	Guanábana, fresa, mamey, mango, kiwi, naranja, papaya, melón, piña, plátano, toronja y tamarindo.	Apio, acelga, espinaca, calabacitas, chile serrano, lechuga, nopal, papa, rábano, pepino, zanahoria y tomate.
MAYO	Chabacano, kiwi, manzana, melón, papaya, plátano, piña, naranja, toronja, sandía y uva.	Alcachofa, berros, calabacita, chayote, acelgas, apio, ejote, elote, espinacas, jitomate, nopal, papa, lechuga, nopal, tomate y zanahoria
JUNIO	Chabacano, ciruela, higo, fresa, kiwi, melón, mango, pera, piña, papaya, sandía, plátano y uva.	Berros, alcachofa, calabacitas, acelga, elote, ejote, jitomate, espinaca, lechuga, nopal, verdolaga, pepino y zanahoria.
JULIO	Ciruela, durazno, mango, melón, granada roja, papaya, higo, pera, plátano, uva y tuna.	Coliflor, chícharo, calabacita, ejote, hongos, elote, jitomate, pepino, nopal y zanahoria.
AGOSTO	Granada, durazno, guayaba, ciruela, melón, higo, pera, mango, papaya, plátano, uva y tuna.	Coliflor, chícharo, chile cuaresmeño, calabacita, ejote, hongos, elote, jitomate, papa, pepino, tomate y zanahoria.

MES	FRUTAS	VERDURAS
SEPTIEMBRE	Granada, durazno, guayaba, melocotón, membrillo, melón, higo, pera, sandía, papaya, plátano, toronja, uva y tuna.	Betabel, calabacita, coliflor, chile poblano, cuaresmeño, chícharo, elote, hongo, papa, jitomate, pepino y tomate.
OCTUBRE	Aguacate, durazno, guayaba, granada roja, mandarina, manzana, jícama, melón, naranja, pera, plátano, tejocote, papaya, toronja y uva.	Betabel, berenjena, calabazas de castilla, chile jalapeño, col, coliflor, hongos, elote, papa y tomate.
NOVIEMBRE	Aguacate, caña, guayaba, granada china, mandarina, lima, manzana, jícama, melón, naranja, pera, plátano, tejocote, zapote negro y toronja.	Calabaza de castilla, berenjena, col, hongo y tomate.
DICIEMBRE	Aguacate, caña, guayaba, chirimoya, chicozapote, granada china, mandarina, lima, manzana, jícama, tamarindo, naranja, pera, tejocote, zapote negro y toronja.	Calabaza de castilla, berenjena, col, hongo y pepino.

Una vez que hemos conocido las propiedades que se mencionaron en la tabla anterior podemos decir que consumir frutas y vegetales será de vital importancia para proveer al organismo de las sustancias que hacen falta para mantener un cuerpo sano.

Cabe recordar que para lograr un aprovechamiento de todas las propiedades en las frutas y verduras como elemento de curación, es necesario conocer la correcta combinación de éstas, ya que la ingestión de un mismo tipo de frutas con altos contenidos de aceites y azúcares, así como la combinación de ácidas con feculentas, proporcionan malestares al organismo.

Combinación de frutas y verduras

Frutas ácidas

Piña, limón, naranja, toronja. Se llevan bien con las oleaginosas, como la nuez, las frutas dulces y semiácidas, la miel y el yogurt; son incompatibles con los cereales.

Frutas dulces

Ciruela, pera, mandarina, fresas, plátano, uvas, papaya, melón. Es posible acompañarlas con cereales, frutas ácidas y miel. Son las que más posibilidades de combinación y compatibilidad tienen, a excepción de las oleaginosas y ciertas hortalizas.

Frutas oleaginosas

Aguacate, nueces, coco, cacahuates, avellanas. Pueden mezclarse con manzana, pera no dulce, frutas ácidas, legumbres, hortalizas y cereales. Existen complicaciones cuando se combinan con zumo de frutas dulces, deshidratadas y confituras.

Frutas deshidratadas

Como el higo, las pasas, los chabacanos, el dátil, etcétera, combinan con las frutas dulces y ácidas y con los cereales.

Verduras

La mayoría de las verduras son alcalinas y tienen un alto contenido en sales minerales, mientras que la mayoría de las frutas son ácidas y con azúcares naturales por lo que son procesadas de diferente manera por el organismo. Los minerales son almacenados en los lugares donde más se necesita respecto a los carbohidratos, estos últimos son convertidos en combustible y utilizados para producir energía y fuerza en nuestro cuerpo. Cuando combinamos los jugos de frutas dulces y verduras ricas en minerales producirán las molestias intestinales y alteraciones químicas del cuerpo.

Es así como he mencionado la importancia y las propiedades nutrimentales de frutas y verduras, es ahora que daremos inicio a los beneficios curativos tomando en cuenta la siguiente guía de jugos para aliviar alguno de sus padecimientos.

Un verdadero botiquín

Considerando encontrar un basto botiquín dentro de las frutas y verduras por sus propiedades nutricionales podemos asegurar que un jugo al día le será de mucha utilidad.

Utensilios necesarios para preparar un jugo:

- Fruta o verdura fresca: cortada en pequeños trozos o rallada y desinfectada.
- Licuadora, extractor de fácil manejo o un tamiz fino.
- Una jarra.
- Un cuchillo.
- Una tabla mediana.
- Algún elemento de medida como taza o báscula.

La extracción de cada jugo deberá ser independiente o por separado, será conveniente ponerlos en recipientes herméticos para conservarlos frescos.

Al extraer el jugo algunos extractores separan la fibra por lo que tomar jugos puros de manzana, uva, zanahoria o naranja sin ella puede ocasionar estragos en los niveles de azúcar en la sangre. La pulpa de las frutas y verduras dulces es un mecanismo que ayuda al organismo a asimilar más lentamente el contenido de azúcar.

Recuerde que aunque esté conservando la fibra junto con los azúcares de los jugos dulces, existe aun la posibilidad de que los niveles de azúcar sean alterados si usted padece de diabetes o de hipoglucemia. En este caso pruebe sorber únicamente una pequeña cantidad de jugo dulce a la vez. Después de un rato, usted mismo podrá sentir si se afecta su organismo con esta pequeña cantidad.

Cuando los mezcle, hágalo en una licuadora a velocidad media para que cada elemento se integre perfectamente. Los ingredientes líquidos y blandos son los que primero deberán ponerse, después se agregan los sólidos.

En algunas ocasiones quizás el aspecto no sea muy agradable a la vista pero puede decorar el vaso con alguna rebanada de fruta o utilizar algún vaso bonito porque bien dice el dicho *que de la vista nace el amor*, pero con tomar una actitud positiva hacia el mismo nos permite gozar de los beneficios que nos aporta su consumo. Un elemento tan pequeño como lo es agregar alguna especia le hará descubrir el excelente sabor de las frutas tropicales y como ejemplo puede utilizar el polvo de ajo, una pizca de pimienta, la nuez moscada, canela o jengibre molido.

Una vez que usted comience a familiarizarse con la extracción de los jugos, ésta actividad se hará mucho más fácil de realizar, también puede invitar a la familia a que participe en la limpieza de alguna verdura, esta situación además de facilitar las cosas permite mantener un lazo de unión y comunicación con sus seres queridos, aprovéchelo.

Es importante mencionar que es necesario variar los jugos durante los días de la semana, pues no es recomendable consumirlos de un sólo tipo. Así también será mejor si toma uno de vegetales durante la mañana y de frutas durante la noche o al contrario.

Respecto a las cantidades que debe consumir un adulto y un niño serán siempre diferentes las cantidades dado que no necesita su organismo las mismas cantidades nutricionales, para un niño deberá ser diluido y en menor cantidad por su sabor fuerte. Por lo que un niño de 13 años debe tomar aproximadamente medio cuarto de litro al día, a partir de los 14 años pude tomar el jugo sin agregar algún diluyente y no debe sobrepasar los dos vasos diarios. La cantidad recomendada para los adultos es de tres vasos o ¾ de litro al día.

Recuerde que un jugo fresco recién preparado será mejor que uno que ha estado almacenado y refrigerado durante varios días.

ACIDEZ ESTOMACAL

La acidez estomacal se presenta por malos hábitos alimenticios, estrés, consumo de café, alcohol y tabaco principalmente.

Se recomiendan horarios específicos de alimentación y *jugos antiácidos* como el siguiente:

Ingredientes:

* 4 zanahorias
* 2 hojas de col

Preparación:

Extraer el jugo por separado, mezclarlos perfectamente con una cuchara y tomarlo media hora antes del desayuno y la comida, durante dos semanas.

ACNÉ

La piel es el reflejo del funcionamiento interno de nuestro cuerpo, de nuestro sistema glandular, se presenta sobre todo en los jóvenes, pero para ayudar a mejorar esta situación les recomiendo una buena alimentación, baños de sol y masaje corporal. El jugo que se recomienda es:

Ingredientes:

* 50 gr de fresas
* ½ mango (pulpa)

- 1 manzana
- 1 naranja

Preparación:

Extraer el jugo de cada ingrediente y mezclarlo con la pulpa de mango. Tomarlo diariamente en ayunas durante un mes y repetir cada 3 meses.

ALCOHOLISMO

Para mejorar las condiciones de salud y permitir una depuración adecuada de hígado e intestinos, le recomiendo una alimentación abundante en frutas amarillas y vegetales verdes; el siguiente jugo es maravilloso contra la intoxicación alcohólica.

Ingredientes:

- 1 mango
- 1 hoja de espinaca
- 2 naranjas

Preparación:

Extraer los jugos de la espinaca y naranja por separado, licuar con la pulpa del mango y se toma en ayunas.

MAL ALIENTO

Este se puede deber a diversas causas como inflamación en las anginas, caries dentales, lengua saburrosa, enfermedades como sinusitis, vesícula, etc., así como del riñón o corazón o simplemente una mala higiene dental y estrés.

Un buen diagnóstico, hará la diferencia entre salud y enfermedad, darle el tratamiento de fondo y además una higiene adecuada a nuestros dientes, así como un buen raspado de lengua y masticar yerbabuena fresca, harán que tengamos un mejor aliento.

El *jugo bucolín*, le ayudará a combatir ese horrible mal aliento.

Ingredientes:

* 1 durazno
* 2 ramas de alfalfa
* ½ toronja
* ¼ de mango
* 2 ramas de yerbabuena
* 30 ml de agua mineral

Preparación:

Licuar todos los ingredientes con el jugo de la toronja y el agua mineral, tomar diariamente a medio día, cuatro días a la semana o cada tercer día, durante dos meses.

Un té que también le ayudará es el de:

* Yerbabuena
* Perejil

Preparación:

Agregar una cucharada de cada uno a un litro de agua, hervir durante diez minutos y tomar como agua de tiempo.

ALTERACIONES MENSTRUALES

Muchas mujeres sufren alteraciones menstruales cada mes, siendo molestas tanto porque rompen su ritmo de vida, como por los dolores que se ocasionan, pueden ser una causa para que una mujer no pueda embarazarse. También las causas pueden ser quistes ováricos, tumores en la matriz, alteraciones en los ciclos hormonales, desnutrición, medicamentos, etcétera . El *jugo mensual* consta de los siguientes:

Ingredientes:

- ◆ 1 naranja
- ◆ ½ nopal
- ◆ 2 cm de gelatina de sábila
- ◆ ¼ de limón con cáscara
- ◆ 20 ml de agua mineral

Preparación:

Mezclar el jugo de naranja con el resto de los ingredientes, licuar y tomar sin colar diario 5 días antes de su período o en el día 23 después del primer día de la menstruación.

AMIBAS

Los parásitos intestinales son muy frecuentes y depende de los hábitos higiénicos y dieteticos para liberarse de una vez por todas, como por ejemplo lavarse las manos antes y después de comer o de ir al baño, tomar agua potable hervida o desinfectada, lavar o desinfectar frutas y verduras, no comer alimentos en la calle, etcétera.

Ingredientes:

- 3 zanahorias
- ½ vaso de té de boldo
- 1 cucharada de semillas de calabaza

Preparación:

Licuar los ingredientes y tomar en agua durante dos semanas para los adultos, los niños deberán tomar la mitad de lo anterior durante una semana.

ANEMIA

La anemia es una enfermedad frecuente, sobre todo en niños y personas de la tercera edad, se recomienda una dieta rica en espinacas, verdolagas, cereales integrales, frutas y verduras. El jugo que les recomiendo es el siguiente:

Ingredientes:

- 4 zanahorias
- ½ betabel
- 1 pepino
- 4 nueces

Preparación:

Extraer los jugos de cada uno por separado y mezclarlos perfectamente, tomarlo dos veces al día durante un mes.

NO se recomienda para diabéticos e hipertensos.

FALTA DE APETITO

Malos hábitos alimenticios como lo es comer "chatarra", harina blanca, azúcar en exceso, enfermedades como el estrés motivan una disminución del apetito, para esto es recomendable tomar un *jugo para mejorar el apetito y la digestión*.

Ingredientes:

- 1 naranja
- ¼ de rebanada de piña
- 5 gotas de limón
- 1 rebanada pequeña de papaya

* 2 ramas de perejil

Preparación:

Extraer los jugos por separado y al final mezclar con la papaya, es recomendable tomarlo antes de la comida.

ARTRITIS

Enfermedad frecuente, dolorosa, multitratada y que es de causa desconocida, mejora con una buena alimentación y un tratamiento adecuado.

Ingredientes:

* 3 zanahorias
* 1 manzana
* 1 rebanada de piña
* 1 limón

Preparación:

Extraer por separado cada jugo y mezclarlos perfectamente; se recomienda tomar diariamente entre el desayuno y la comida.

ASMA

Esta enfermedad pulmonar tiene crisis explosivas en su manifestación, siendo más frecuente en los niños. Recomiendo una alimentación sana, ejercicio y aire puro, así como este jugo:

Ingredientes:

- 3 zanahorias
- 1 tallo de apio
- ½ manzana
- ½ betabel
- 2 ramas de perejil
- ½ naranja

Preparación:

Extraer el jugo de cada uno por separado, mezclar y tomar dos veces al día por 2 semanas, descansar durante un mes y repetir.

CAÍDA DEL CABELLO

La pérdida de cabello es algo que preocupa a muchos hombres y algunas mujeres, tiene un inicio que va con la herencia, la nutrición, la higiene; es recomendable a diario consumir una dieta balanceada en proteínas, grasas, carbohidratos, vitaminas, para un buen fortalecimiento del pelo. Un jugo sensacional que ayudará en mucho a la buena nutrición del cabello y que posee los nutrientes necesarios como las vitaminas C, D, E, así como complejos minerales, hierro, fósforo y magnesio, es el siguiente:

Ingredientes:

- 4 gotas de miel

- 1 naranja
- 1 zanahoria
- ½ mamey

Preparación:

Extraer el jugo en extractor por separado, licuar con el mamey y tomar en ayunas diariamente durante 3 semanas.

Un buen masaje para el cuero cabelludo hecho a base de hueso de mamey, dos veces durante un mes, es algo que realmente le ayudara.

Embellecimiento del cabello

Ingredientes:

- 4 zanahorias
- 1 hoja de espinacas
- 2 ramas de perejil
- ¼ de piña

Preparación:

Extraer el jugo de zanahoria y licuar con los demás ingredientes, tomarlo diariamente.

CÁLCULOS BILIARES

Los cálculos en la vesícula son tan frecuentes que no es raro ya encontrar a muchas personas, principalmente mujeres que ya las hayan operado. Los excesos de grasas, carnes, alimentos chatarra y estrés han llevado a inflamaciones constantes en la vesícula, que al final propician la formación de cálculos, con dolor, náuseas, vómito, agruras y todos los síntomas que desgraciadamente son tan frecuentes. Para esto les recomiendo una alimentación sana que es la base de un tratamiento adecuado y el jugo y té que mejor le ayudarán son los siguientes:

Ingredientes:

- 1 cucharada de capulines
- 2 manzanas
- 1 rebanada de piña
- 20 ml de agua mineral

Preparación:

Extraer el jugo de la manzana y la piña, agregar los capulines sin hueso y mezclar bien con el agua mineral. Tomarlo diariamente en ayunas, durante un mes.

Ingredientes:

- 2 limones tiernos
- ½ litro de agua
- 1 cucharada de miel

Preparación:

Hervir durante 5 minutos los limones cortados en cuatro partes, colar y agregar la miel, tomarlo diariamente durante un mes.

CATARRO

Las gripas son frecuentes a cualquier edad, sobre todo quien padece de alguna carencia en vitaminas, o en estados de desnutrición, lo que a continuación recomiendo es un jugo sensacional que va a disminuir los síntomas y además por su contenido en vitaminas A, C, D y E, mejoran nuestro estado de salud:

Ingredientes:

- 2 naranjas
- 1 limón
- 1 guayaba
- 1 cucharada de miel
- 10 ml de agua mineral

Preparación:

Extraer el jugo de naranja y del limón, mezclar y licuar con la guayaba, miel y agua mineral. Tomarlo 2 veces al día.

Les recomiendo además tomar un té de cáscara de limón, con limón y miel caliente tres veces al día.

CICATRIZACIÓN DE HERIDAS

Una buena cicatrización depende en muchas ocasiones del estado de salud de cada persona, no es lo mismo la cicatrización en un diabético, canceroso, desnutrido, gordo o una persona que goza de buena salud. Un jugo maravilloso que nos permite una excelente circulación, una sangre de primera y sobre todo que se presente en tiempos normales es: el *jugo sellador*, cuyos componentes son los siguientes:

Ingredientes:

- ½ vaso de jugo de piña
- ½ vaso de jugo de naranja
- 2 varas de perejil
- 2 zanahorias
- un puño de berros
- 20 ml de agua mineral

Preparación:

Extraer todos los jugos de cada ingrediente por separado, mezclarlos y tomarlo diariamente durante 4 semanas.

Un té sensacional que ayudará en la cicatrización es el siguiente:

Ingredientes:

- Consuelda

- Cola de caballo

Preparación:

De estos se pone una cucharada de cada uno, hervir durante 10 minutos, colar y tomar como agua de tiempo durante 1 mes.

COLITIS

Es la inflamación del intestino grueso, por infección de parásitos, estrés, pésimos hábitos higiénicos y alimenticios que nos provocan inflamación intestinal, gases, estreñimiento, cólicos, etcétera. Recomiendo vigilar nuestra alimentación y masticar bien, además consumir mucha fibra, salvado y el *jugo perfecto*:

Ingredientes:

- 250 ml de jugo de manzana
- 250 ml de jugo de zanahoria
- 50 ml de pepino
- 50 ml de raíz remolacha
- 20 ml de agua mineral

Preparación:

Extraer el jugo de cada fruta y mezclarlo, podemos dividirlo en dos partes y tomar durante la mañana y la tarde, por lo menos durante tres semanas.

Un complemento maravilloso es tomar papaya en abundancia, así como el siguiente té:

Ingredientes:

* Jugo de 1 limón
* Agua hervida la suficiente

Preparación:

Mezclarlo perfectamente, es mejor tomarlo caliente dos veces al día en ayunas y a media mañana.

CONTRARRESTAR EFECTOS DE LA CONTAMINACIÓN

Un problema demasiado actual es el de la contaminación, la cual nos acarrea un sinfín de enfermedades, desde problemas bronquiales crónicos, el desencadenamiento de enfermedades como asma, anginas y otras más en los niños, presentación temprana de enfermedades crónico degenerativas como la diabetes, presión alta, dolores de cabeza, estrés, intoxicación por plomo en la sangre, entre otras enfermedades, lo que lógicamente va a disminuir la calidad de vida en las personas.

Una alimentación sana, ejercicios, así como el exponerse menos a los lugares contaminados, son la clave perfecta para lograr una mejoría adecuada, así como visitar a su médico para un chequeo.

El *jugo el negrín,* nos ayudará a depurar nuestro organismo, así como a eliminar rápidamente las toxinas de la contaminación.

Ingredientes:

* 1 granada
* 1 naranja
* ½ rodaja de piña
* 30 ml de agua mineral

Preparación:

Extraer los jugos por separado y licuarlos, en un vaso se pueden agregar los granos de la granada y mezclar, tomarlo diariamente, durante un mes.

Un té que puede serle muy útil es el siguiente:

Ingredientes:

* 1 cucharada de Gordolobo
* 1 cucharada de Cola de caballo
* 1 cucharada de Diente de león

Preparación:

Hervir los ingredientes durante 10 minutos en un litro de agua, colar y tomar como agua de tiempo.

CRUDA

Al comentar este tema llena de pavor, pánico o como ustedes que la han sentido con todos los terribles efectos de esta terrible pesadilla, ya nos dice aquel dicho "si en la borrachera te ofendí, con la cruda me sales debiendo" yo creo que se queda corto, pues existen miles de millones de personas que han sentido este síntoma, el estado de deshidratación y muchas cosas más son verdaderamente serias. Les voy a recomendar un jugo que les ayudará a superar este espantoso efecto. Pero recuerden que lo mejor será no tomar bebidas alcohólicas o embriagantes. El *jugo el crudo* lleva lo siguiente:

Ingredientes:

- 1 rebanada de papaya
- 1 vaso de leche descremada
- 4 hielos molidos
- 1 trozo de canela
- Canela en polvo

Preparación:

Licuar todos los ingredientes y finalmente agregar espolvoreada la canela, tomarlo cuatro veces al día, hasta que se quiten los síntomas de la cruda.

Un té que también es útil en estos casos es el siguiente:

Ingredientes:

- Cola de caballo
- Pasiflora

◆ Ruda

Preparación:

Agregue una cucharada de cada uno de los ingredientes a tres litros de agua, hervir media hora y
tomar por lo menos dos litros diario, durante tres días
o hasta que duren los síntomas.

DIARREA

La diarrea es una enfermedad o mejor dicho es un
síntoma que acompaña a muchas enfermedades y se
caracteriza por evacuaciones líquidas en múltiples
ocasiones, con pérdida de electrolitos (sodio, potasio, magnesio, etcétera.) que provoca deshidratación, somnolencia, cansancio excesivo, temperatura
(dependiendo cuáles sean las causas), incluso puede
ir acompañada de sangrado.

Las principales recomendaciones son:

✪ Tomar abundantes líquidos (no agua simple, pues
es diurética y aumentaría la cantidad de líquidos
eliminados), podemos consumir agua de arroz en
abundancia.

✪ Manzana rallada con miel y sobre todo llevar a
cabo las siguientes recomendaciones:

✪ No alimentarse en la calle.

✪ Lavarse la manos antes y después de ir al baño y
de tomar algún alimento.

✪ Consumir agua potable.

✪ No tomar alimentos condimentados.

Además de lo anterior para mejorar será necesario tomar el siguiente jugo:

Ingredientes:

◆ 150 ml de jugo de manzana
◆ ½ guayaba
◆ 30 ml de agua mineral

Preparación:

Prepararlo y tomarlo durante tres veces por día, hasta que se retire la diarrea.

Ingredientes:

◆ Hojas de guayaba
◆ Encino

Preparación:

Preparar y tomar un litro diariamente.

* Recordemos que en caso de no ceder la diarrea, es necesario acudir al médico lo más pronto posible.

DEBILIDAD GENERAL

Muchos de nosotros nos sentimos cansados por exceso de trabajo o de estudio, anemia, desnutrición, obesidad, etcétera. Tomamos miles de vitaminas que

no nos ayudan en nada, bien, pues les voy a recomendar una combinación de jugos maravillosos que
les harán sentirse perfectamente bien y que les permitirán conservar su vida sana, además de las siguientes recomendaciones.

✪ Hacer ejercicio.

✪ No consumir alimentos con demasiada azúcar.

✪ Dormir bien.

✪ Tomar un jugo maravilloso:

Ingredientes:

- ½ rebanada de piña
- 4 zanahorias
- 30 gr de rábanos picantes
- Jugo de una manzana
- Un puñito de berros
- 2 naranjas
- 1 cucharada de levadura de cerveza
- 20 ml de agua mineral

Preparación:

Extraer los jugos por separado y mezclarlos, tomarlo a diario durante un mes.

DEBILIDAD SEXUAL

Uno de los grandes terrores del ser humano (hombre o mujer) es el perder su potencia sexual y siempre se preocupan por mantenerse al menos en ese aspecto lo más saludable posible, alimentándose de elementos nutricionales que aparentemente le darán una verdadera satisfacción sexual, pero además debe de tomar en cuenta su edad, estado nutrimental (enfermedades como diabetes, osteoporosis, presión alta, etcétera) que va a agravar la disminución de apetito sexual o lo van a aniquilar (crecimiento de la próstata en el caso de los hombres y la menopausia en la mujer) aparentemente en lo sexual. Voy a recomendarles unos cuantos *Tip´s* que les serán de mucha utilidad:

✪ Mentalidad positiva.

✪ Alimentación sana.

✪ Chequeo continuo con su médico.

✪ Baños de asiento con agua fría durante 20 minutos diariamente.

✪ Vigilar medicamentos que puedan causar una baja en la potencia sexual.

✪ Tomar el siguiente *jugo juguetón* y el té:

Ingredientes:

◆ 1 rebanada de piña
◆ ½ rábano
◆ ½ raíz de jengibre

- ¼ de limón
- 1 naranja
- 1 rama de perejil
- ½ manzana
- 1 cucharada de pólen de flores
- ½ cucharada de levadura de cerveza
- 20 ml de agua mineral

Preparación:

Extraer los jugos separadamente y mezclarlos, tomar diariamente durante un mes.

Té

Ingredientes:

- Damiana de california
- Menta
- Canela
- 1 litro de agua

Preparación:

Tomar diariamente un litro de este té, durante un mes.

* Recuerda, lo más importante es tu salud, debes vigilarla de cerca y continuar gozando plenamente de tu vida sexual sin importar tu edad.

DIABETES

Es la enfermedad más temida y menos comprendida, sus causas son la herencia, obesidad, estrés, mala alimentación, enfermedades, cirugías, medicamentos, virus, etcétera. Los principales síntomas son el orinar continuamente, mucha sed y hambre, prurito, dolores como de males fatiga, astenia, mala cicatrización, infecciones constantes, pérdida de pelo y de dientes, se complica con ceguera, infartos, cirrosis, amputaciones, insuficiencia renal, entre otras enfermedades.

Principalmente se recomiendan los chequeos médicos, el ejercicio, una dieta bien balanceada, mantener una actitud positiva y optimista. Tomar un licuado con medio nopal, medio xoconostle y tres centímetros de sábila, además el siguiente jugo y té:

Ingredientes:

- 150 ml de col de bruselas
- 10 gr de rábanos picados
- 2 limones en jugo
- 1 naranja en jugo
- 20 ml de agua mineral

Preparación:

Mezclar los jugos y tomar a diario en ayunas por lo menos durante un mes.

Té

Ingredientes:

* Prodigiosa
* Chancarro
* Tronadora

Preparación:

Preparar y tomar un litro diariamente durante un mes y acudir al chequeo médico.

COLESTEROL

Cuando nuestros niveles de colesterol aumentan, debemos tomar en cuenta que nuestra dieta estará compuesta por alimentos con poca grasa y que además podremos ayudarnos con el siguiente jugo:

Ingredientes:

* 1 manojo de perejil
* ½ manzana
* 5 zanahorias medianas
* ¼ de bulbo de jengibre
* ½ naranja

Preparación:

Extraer el jugo de cada uno de los ingredientes y posteriormente mezclarlos perfectamente en una licuadora. Tómelo durante un mes.

DEPRESIÓN

La depresión es un estado de ánimo, todos nosotros estamos expuestos a esta situación, por lo cual debemos tener cuidado cuando comencemos con síntomas como la tristeza, desesperanza, neurastenia, autoimagen negativa, sensación de melancolía, apatía, preocupación por las ideas de muerte, suicidio y deseo de estar muerto, disminución del instinto sexual, soledad, etcétera. Para ayudar a quien se encuentra en esta situación no hay nada mejor que una demostración de comprensión, afecto, apoyo moral, espiritual y además de lo anterior podemos tomar el siguiente jugo:

Ingredientes:

- 6 hojas de lechuga
- 2 pepinos
- 3 zanahorias
- 1 naranja
- 20 ml agua mineral

Preparación:

Extraer el jugo de cada uno de los ingredientes y mezclarlos en la licuadora. Tomar durante un mes.

DESARROLLO

Los niños al estar en la etapa del desarrollo, necesitan una gran cantidad de nutrientes, además de que estudian, crecen y se reproducen sus células a una mayor velocidad, necesitan nutrientes de primera calidad y además al consumir cantidades importantes de alimentos chatarra, hacen que desgraciadamente su huesos, circulación y desarrollo no sea el adecuado, así que vamos a recomendarles el *jugo el chaval* para que cada actividad que desarrollen sea la adecuada y tengan la suficiente energía para desarrollarla:

Ingredientes:

- ½ vaso de jugo de piña
- ½ medio vaso de jugo de naranja
- 1 cucharada de fresas
- 4 nueces
- 1 cucharada de pasitas
- 2 cucharadas de miel
- 20 ml de agua mineral

Preparación:

Licuar todos los ingredientes y tomarlo diariamente a cualquier hora durante tres días a la semana.

Un excelente aliado es este té de:

* Diente de león

Prepare como cualquiera de los tés que le recomiendo en este libro, tome un vaso tres veces al día, durante tres días a la semana, por tres meses.

ESTREÑIMIENTO 1

Esta enfermedad es producida por la alteración motriz de las vías intestinales, insuficiencia alimenticia, una alimentación rica en carne o leche, también por la disfunción del hígado, deficiente musculatura intestinal y por una dieta baja en fibra. Los síntomas comienzan con dolor de cabeza, cansancio y manchas en la piel, en sí quienes padecen de estreñimiento son las personas con una vida sedentaria. Para mejorar y evitar esta situación usted puede consumir el siguiente jugo:

Ingredientes:

* ¾ de vaso de jugo de naranja
* ¼ de vaso de zanahoria
* 3 ciruelas hervidas

Preparación:

Extraer el jugo de naranja y zanahoria, mezclarlo con las ciruelas pasas hervidas ya deshuesadas. Tomarlo en ayunas y a media tarde.

Un té que puede ayudarle también es el siguiente:

* 1 cucharada de hojas sen
* Malva

Tomar un vaso cada 6 horas.

ESTREÑIMIENTO 2

Es una enfermedad extremadamente común, se considera normal al obrar por lo menos una vez al día, las heces fecales pueden ser duras o reducidas, hacer frecuentemente esfuerzos por obrar lo que comúnmente nos lleva a padecer hemorroides.

Puede ser causado también por malos hábitos intestinales, no tener horarios específicos de defecación, aguantarse mucho las ganas de acudir al baño, edad avanzada, medicamentos, lesiones cerebrales, salida del recto, colón más grande y largo de lo normal, consumo de alimentos chatarra, dulces, falta de ejercicio, falta de líquidos en la alimentación, etcétera.

Recuerde que una buena alimentación a base de frutas y verduras crudas, así como jugos, harán que nuestro organismo tenga una mejor respuesta y una mejor digestión. Un jugo verdaderamente sensacional para el estreñimiento es el *jugo el tapado 2* y está compuesto por lo siguiente:

Ingredientes:

* 2 naranjas
* 1 rebanada de papaya
* 3 ciruelas hervidas
* ½ nopal
* 30 ml de agua mineral

Preparación:

Extraer los jugos por separado y mezclar en la licuadora con el nopal y la papaya, tomar en ayunas y a media tarde. Puede tomar además el té antes mencionado.

GASES INTESTINALES

El sufrir de abundante gas en los intestinos nos hace pasar por situaciones verdaderamente bochornosas, además que nos ocasiona constantes cólicos intestinales, incluso puede convertirse en un mal crónico que nos origine colitis o estreñimiento o cualquier padecimiento que puede hacer que tengamos los nervios de punta. Sus causas más frecuentes son los malos hábitos alimenticios, parasitosis, medicamentos, enfermedades del estómago, intestino, vesícula e hígado, además de muchas otras causas. Les recomiendo el *jugo antibochornos:*

Ingredientes:

- 3 zanahorias
- 2 ramas de perejil
- 1 rodaja de piña
- ¼ de limón con todo y cáscara
- 30 ml de agua mineral

Preparación:

Extraer el jugo de cada ingrediente por separado, licuarlos con el limón y tomarlo dos veces al día durante un mes.

Un magnífico té es el siguiente:

Preparación:

- 2 ramas de perejil
- Un vaso con agua

Hervir durante diez minutos, colar y tomar como agua de tiempo, durante un mes.

GASTRITIS 1

Es la inflamación del estómago, debido a una deficiente masticación de los alimentos, el exceso en la ingestión de bebidas alcohólicas, al consumo exagerado de comida muy condimentada, mala alimentación, abuso del café y tabaco. Los síntomas suelen notarse con la presencia del mal aliento, pesadez estomacal, mareos, diarrea, dolor de cabeza e inapetencia. Para evitar esta situación les recomiendo tener horarios fijos de alimentación, cuidar que la comida no esté demasiado condimentada o hacer corajes y tomar el siguiente jugo:

Ingredientes:

- ◆ 4 zanahorias
- ◆ 1 cucharada de miel
- ◆ ¼ de cucharada de jugo de col
- ◆ 2 hojas de lechuga

Preparación:

Extraer cada uno de los jugos y mezclar perfectamente todos los ingredientes y tomar 2 veces al día por un mes.

GASTRITIS 2

El término gastritis quiere decir inflamación de la mucosa del estómago, puede presentarse como erosiva, hemorrágica, por bacterias y muchas otras causas más como el medicamento, alcohol, estrés, enfermedades crónicas, ingestión de cáusticos, por la bacteria *Helicobacter pilory*. Los síntomas más importantes serán de acuerdo a las causas, pero podemos decir que se manifiesta por la falta de hambre, sensación de malestar o dolor en la boca del estómago, náuseas, vómito, intolerancia a alimentos o sustancias irritantes. Puede incluso llegar a tener vómitos con sangre digerida (en posos de café) o melena (excremento de color obscuro), sangre digerida, si el sangrado es abundante o crónico, puede ocasionar anemia. Es importante que si se establece un diagnóstico de gastritis al paciente, debe estar bajo supervisión constante de su médico.

El *jugo ardiente* le será muy útil.

Ingredientes:

- 4 zanahorias
- 2 hojas de col
- 1 rama de perejil
- 1 hoja de lechuga
- 20 ml de agua mineral

Preparación:

Extraer el jugo de cada ingrediente por separado, mezclar y tomarlo tres veces al día, durante un mes.

Un té que es útil para estos casos es el siguiente:

Ingredientes:

- Cuachalalate
- Cancerina
- Pasiflora

Preparación:

Hervir una cucharada de cada uno como los anteriores tés y tomar un vaso cada seis horas, diariamente, durante un mes.

GOTA

La gota es una enfermedad muy frecuente, con un inicio agudo, los dolores se presentan más a menudo por la noche, en una sola articulación, sobre todo en el dedo gordo del pie izquierdo, con descamación de la piel, prurito, después de la inflamación, elevación del ácido úrico en la sangre, identificación de los cristales de ácido úrico en diferentes líquidos del cuerpo o como granos duros en las articulaciones (tofos) orina, etcétera. Los dolores se presentan más intensamente después de comer abundantes carnes grasosas, alcohol, tabaco, excesos venéreos, entre otros. Recuerda que una alimentación sana es la base del éxito del tratamiento. El *jugo gotoso* es el siguiente:

Ingredientes:

- 4 zanahorias
- ½ mango
- 30 gr de fresas
- 1 rodaja de piña
- ¼ de pepino

* 1 limón criollo

Preparación:

Extraer los jugos de cada ingrediente por separado y mezclar, tomar dos veces al día hasta que las molestias se retiren.

Además te recomiendo el siguiente té:

Ingredientes:

* Encino
* Laurel
* Betel

Preparación:

Se pone a hervir una cucharada de cada uno de los ingredientes en un litro de agua, por diez minutos, colar y tomar como agua de tiempo durante un mes. Consultar al médico además de todo.

HEMORRAGIAS

Este tipo de eventos se presentan frecuentemente en los niños, aunque también en adultos. Las causas pueden ser distintas como una herida, tumores en la matriz de la mujer, presión alta, hemorragias nasales en los niños, pero cualquiera que fuera la causa, lo primero que debemos investigar es lo que está ocasionando tal situación e iniciar un tratamiento.

Si este sangrado es muy abundante, existe un jugo que podemos tomar y posteriormente complementarlo con otro.

El primero es tomar: medio vaso de jugo de limón criollo con popote y posteriormente tomar un jugo que va a reponer los elementos perdidos por el sangrado, veamos cómo se prepara el *jugo sangrón*:

Ingredientes:

* 3 zanahorias
* ½ betabel
* 2 ramas de perejil
* 1 cucharadita de cebolla
* 1 vara de apio
* 2 limones criollos
* 20 ml de agua mineral

Preparación:

Se extrae uno por uno de cada jugo después se combinan con el agua mineral, es conveniente tomarlo con intervalos de tres horas, tres veces al día, durante tres días. En caso de presión alta no utilizar betabel. Además de lo anterior puede tomar el siguiente té:

Ingredientes:

* Bolas del pastor
* Hierba del pollo

◆ Cola de caballo

Preparación:

Utilizar una cucharada de cada uno en un litro de agua, hervir durante diez minutos, colar y tomar como agua de tiempo.

HEMORROIDES

Las hemorroides son venas varicosas que se desarrollan en el recto, su origen puede ser hereditario, constitucional, que puede agravarse por el estreñimiento, embarazo, obesidad, estar mucho tiempo sentado, esfuerzos en el sanitario o permanecer leyendo en este durante algún tiempo, dietas pobres en fibra y en general cualquier evento que aumente la presión dentro del abdomen. Los síntomas más importantes son hemorragias de color rojo brillante, secreción mucoide, comezón, prurito en recto, dolor intenso (dependiendo de la gravedad), sangrado en abundancia, gotas, finalmente prolapso (salida del recto) y finalmente se puede complicar con una fistula o abscesos.

Una alimentación rica en fibra, ejercicio, no permanecer mucho tiempo sentado, utilizar ropa no muy justa, evitar el estreñimiento, obesidad y vigilar de cerca el embarazo, nos ayuda a mejorar esta situación.

Un jugo que les recomiendo es el siguiente:

Ingredientes:

* 3 zanahorias
* 1 rodaja de piña
* 4 hojas de col
* ¼ de limón con cáscara
* 1 vara de apio
* ¼ de betabel
* 20 ml de agua mineral

Preparación:

Extraer los jugos por separado, mezclarlos con el agua mineral, tomarlo dos veces al día, durante tres semanas. Y tomar un baño de asiento.

Ingredientes:

* Cáscara de una piña
* 2 manojos de romero

El baño de asiento se prepara en 4 litros de agua, hervir durante quince minutos, dejar reposar veinte minutos y darse el baño durante veinte minutos diarios por tres semanas.

HUMOR

Cuántas veces en nuestra vida somos presa del mal humor, de estar con una cara de nabo que no pode-

mos con ella, alteramos nuestras rutinas, hacemos
que nuestro trabajo no nos salga bien, nos enfrenta-
mos sobre todo a la vida haciéndola más deprimente
y horrible, así que vamos a ver nuestra existencia
como el evento más maravilloso y hermoso que
puede vivirse a diario y sobre todo vamos a vivir con
alegría para agradecer a Dios su infinita bondad de
tenernos en este mundo. El jugo el *buen humor* lleva
lo siguiente.

Ingredientes:

- 1 vaso de jugo de naranja
- 1 rodaja de piña
- 1 manzana
- 1 kiwi
- 2 cucharadas de betabel
- 20 ml de agua mineral

Preparación:

Licuar todos los ingredientes; es recomendable
tomarlo en ayunas diariamente por cinco días a la
semana.

Un té que será muy útil es el siguiente:

Ingredientes.

- Cola de caballo
- Manzanilla
- Yerbabuena

* Hierba de San Juan

Preparación:

Agregue media cucharada de cada uno a un litro de agua, hierva diez minutos, cuele y tome como agua de tiempo por lo menos cinco días a la semana.

INDIGESTIÓN

Un síntoma muy común es aquel en que nos dan agruras, el vientre lo sentimos inflamado, lleno de gases, cualquier alimento nos cae mal, no mareamos al comer, sentimos náuseas al ver alimentos, o en su defecto comenzamos a comer y nos sentimos mal. Para todo lo anterior siempre debemos buscar alguna causa que lo haya provocado o consultar al médico para que nos indique qué tratamiento debemos seguir, vigilar nuestros hábitos alimenticios será de suma importancia. Aunque lo más recomendable será lo siguiente:

✪ Masticar perfectamente.

✪ Ensalivar cada alimento.

✪ Comer tranquilamente.

✪ Mantener horarios específicos de alimentación.

✪ No comer entre comidas.

✪ No consumir café, alcohol, tabaco o alimentos condimentados.

✪ Tomar agua suficiente en la comida.

Un maravilloso jugo que nos devolverá a la vida y nos quitara los síntomas es el *jugo gaseoso:*

Ingredientes:

◆ 2 ramas de perejil
◆ 1 naranja
◆ 1 granada
◆ Una rebanada de papaya
◆ 20 ml de agua mineral

Preparación:

Extraer los jugos por separado, mezclarlos y tomar sin colar, tome en ayunas durante un mes.

El siguiente té es muy útil:

Ingredientes:

◆ Una rama de perejil
◆ Yerbabuena fresca

Preparación:

Preparar como cualquier té, colar y tomar como agua de tiempo, durante un mes.

INSOMNIO 1

Una de las manifestaciones principales del estrés es el insomnio. Para una persona que padece este síntoma, el no conciliar el sueño y dormir muy poco puede llevarlo a recurrir a fármacos que con un consumo prolongado causan dependencia así como trastornos en el sistema digestivo y nervioso. Para mejorar esta situación el mejor consejo es relajarse y tomar el siguiente jugo:

Ingredientes:

* 6 hojas de lechuga
* 3 zanahorias
* ¼ de vaso de jugo de naranja

Preparación:

Extraer el jugo por separado y mezclarlos perfectamente, tomar a media tarde y en la noche una hora antes de acostarse.

INSOMNIO 2

Las personas pueden quejarse de dificultad para dormirse o de permanecer despiertos o despertarse constantemente durante la noche, despertar temprano o combinar los dos. Episodios pasajeros son normales, pero cuando son más frecuentes ya es para preocuparse. El estrés, la cafeína, las molestias físicas, las siestas y el acostarse temprano son factores comunes. Generalmente podemos asociar el insomnio con la depresión, abuso de alcohol, tabaquismo grave, sedantes e hipnóticos, alimentación nocturna, ejercicio nocturno, etcétera.

Es importante considerar que un ambiente limpio, bien ventilado, cama limpia y cómoda, así como una temperatura adecuada, nos ayudarán a conciliar el sueño. El *jugo el dormilón* harán que sus sueños sean adecuados.

Ingredientes:

- 4 hojas de lechuga orejona
- 2 zanahorias
- 1 lima
- 1 naranja
- 20 ml de agua mineral

Preparación:

Extraer los jugos por separado y mezclar perfectamente, tomarlo media hora antes de dormir.

El siguiente té le será muy benéfico:

Ingredientes:

- Pasiflora
- Betel
- Valeriana

Preparación:

Hervir como los anteriores tés, colar y tomar como agua de tiempo.

MANCHAS EN CARA O CLOASMA

Las manchas en cara o tatuajes solares son muy comunes. Puede deberse a muchas causas, desde problemas de desnutrición, manchas solares, enfermedades en diversos órganos como el hígado, el riñón, ovarios, etcétera. Aunque también la utilización exagerada de cosméticos, perfumes y alimentos industrializados, son causa importante de aparición de manchas en la cara.

Lo más recomendable es que llevemos una vida de salud y que nos tratemos a fondo las enfermedades que estemos padeciendo. El *jugo quita manchas* es recomendable para estos casos.

Ingredientes:

- 2 naranjas
- 2 zanahorias
- 1 durazno
- 1 pera
- 30 ml de agua mineral

Preparación:

Extraer el jugo por separado de cada ingrediente y mezclarlo con el agua mineral. Tomarlo diariamente, durante 2 meses.

MEMORIA

Una alimentación sana, ejercicio, no consumir grasas y sobre todo usar nuestra cabeza con una buena lectura y tratando de retener lo que estamos escuchando nos será de gran utilidad.

Consumir alimentos ricos en magnesio, manganeso, zinc, potasio, sodio, carbohidratos y proteínas serán la fuente más importante de nutrición a nivel cerebral. Nuestros *jugos cerebrales* son los recomendables.

Ingredientes:

* 250 gr de higos
* 125 gr de dátiles
* 4 zanahorias

Preparación:

Extraer el jugo de zanahoria y mezclar en la licuadora con los higos y dátiles, colar si es necesario. Tómelo durante un mes.

Ingredientes:

* 1 mango
* 3 nueces
* 2 almendras peladas
* 3 dátiles
* 2 naranjas

- 20 ml de agua mineral

Preparación:

Extraer el jugo del mango y las naranjas, licuar con el resto de los ingredientes y tomarlo durante un mes.

Además de lo anterior puede tomar este té:

Ingredientes:

- Ginco biloba
- Cola de caballo

Preparación:

Hervir como los tés anteriores, tomar como agua de tiempo, durante dos meses.

MENOPAUSIA

Se presenta solamente en las mujeres y es debido a una baja sensible en las hormonas femeninas, los cambios que suelen notarse al principio son la resequedad vaginal, bochornos con sudoración, dolor mamario, dolor óseo, la melancolía, la tristeza y pesimismo. Para ayudar a sobrellevar esta situación debemos tener paciencia pues es un estado que todos experimentamos en la tercera etapa de nuestra vida (los hombres padecen Andropausia), un jugo que nos será de mucha utilidad es el siguiente:

Ingredientes:

* ◆ 2 kiwis
* ◆ 1 manzana
* ◆ 2 guayabas

Preparación:

Extraer el jugo de cada una de las frutas y mezclarlos en la licuadora. Tomar a diario por el lapso
de un mes.

NÁUSEAS

Este síntoma molesto puede presentarse debido a
la inflamación de anginas, gastritis, colitis, nervios,
intoxicaciones y muchas cosas más. El *jugo antináu-
seas* es muy efectivo:

Ingredientes:

* ◆ 3 ramas de alfalfa
* ◆ 2 ramas de perejil
* ◆ 2 naranjas
* ◆ 30 ml de agua mineral

Preparación:

Licuar el perejil y la alfalfa con el jugo de naranja
y agua mineral, tomar sin colar durante un mes.

Puede complementar con el siguiente té:

Ingredientes:

- ✦ Manzanilla
- ✦ Menta
- ✦ Toronjil

Preparación:

Agregar una cucharada de cada uno de los tés a un litro de agua, hervir diez minutos, colar y tomar frío.

NERVIOS

Mucha gente está sujeta a estrés constantemente y se siente nerviosa por mínimo que sea el achaque, le suda todo el cuerpo o tiembla y no sabe qué hacer. Si usted padece de nervios, no tome alcohol, azúcar blanca, alimentos chatarra ni tabaco porque son estimulantes. Consuma muchas verduras y frutas, así como jugos naturales, duerma bien y descanse. El *jugo temblorín* les ayudará:

Ingredientes:

- ✦ 6 hojas de lechuga
- ✦ 1 zanahoria
- ✦ 1 naranja
- ✦ 30 ml de agua mineral

Preparación:

Extraer el jugo de cada ingrediente y mezclarlos perfectamente, tomarlo 2 veces al día, durante un mes.

OBESIDAD 1

La obesidad es una enfermedad que puede tener origen con la herencia y por la excesiva acumulación de grasa en el cuerpo provocada por una mala alimentación. Usted puede lograr verse mejor con el siguiente jugo:

Ingredientes:

* 2 hojas de espinacas
* 3 naranjas
* 3 cucharadas de papaya
* ¼ de rebanada de piña

Preparación:

Extraer el jugo de la naranja y piña, mezclar en la licuadora con la papaya y las espinacas. Tómelo durante un mes.

OBESIDAD 2

Esta enfermedad es muy común, es el terror de mujeres y de algunos hombres, que si no la tomamos en cuenta a tiempo, independientemente de lo esté-

tico, nos causará complicaciones en otras enfermedades como la diabetes, presión alta, várices, estreñimiento, infartos y todo lo demás.

Aparte de una dieta adecuada el *jugo el gordin-
floncito* le será muy útil.

Ingredientes:

* 2 hojas de espinaca
* 1 trozo de papaya
* ½ nopal
* 2 naranjas
* 1 toronja
* 20 ml de agua mineral

Preparación:

Extraer los jugos y mezclar con el resto de los
ingredientes, tomar sin colar dos veces al día, durante un mes.

Un té que es útil para este caso es el siguiente:

Ingredientes:

* Raíz de chinamarrubio
* Pasiflora
* Betel

Preparación:

Hervir como los anteriores tés, colar y tomar durante un mes.

PARÁSITOS INTESTINALES

Los parásitos intestinales son la enfermedad más frecuente en nuestro país, ya que las medidas de higiene y alimenticias dejan mucho que desear y sobre todo, que consumimos alimentos que se encuentran en la calle. Los síntomas son cólicos abdominales, muchos gases, diarrea o estreñimiento, dolor de cabeza, malestar general, fiebre y sobre todo falta de hambre. Si no seguimos estas medidas tan sencillas como el no comer en la calle, lavarnos las manos antes y después de comer o ir al sanitario, consumir agua potable y llevar una higiene adecuada, los parásitos pueden llegar a desencadenar enfermedades como la desnutrición o complicar otras enfermedades ya existentes. Vamos a recomendarle el *jugo Don parasitón*, pero recuerda que es importante que acudas al médico.

Ingredientes:

- ◆ 2 cucharadas de semillas de calabaza sin cáscara
- ◆ 1 naranja
- ◆ 1 cucharada de semillas de papaya
- ◆ 20 ml de agua mineral

Preparación:

Mezclar el jugo de naranja con las semillas y el agua mineral, tomar en ayunas durante 1 mes.

Puede tomar además el siguiente té:

Ingredientes:

* Toronjil
* Perejil
* Salvia

Preparación:

De cada planta poner una cucharada en un litro de agua, hervir durante diez minutos, colar y tomar como agua de tiempo durante un mes.

PIEL PERFECTA

La piel es el reflejo del estado de nuestro organismo, aunque no siempre es perdurable esta situación pero sí podemos contribuir a mantenerla en perfecto estado, alimentándonos sanamente con una dieta bien balanceada y el siguiente jugo:

Ingredientes:

* 1 manzana
* 1 naranja
* 1 mango
* 150 gr de frambuesas

Preparación:

Extraer el jugo y mezclar todo en la licuadora.

Y para las arrugas:

Ingredientes:

- ◆ 3 zanahorias
- ◆ 1 melocotón
- ◆ 150 gr de frambuesas
- ◆ 1 naranja
- ◆ 20 ml de agua mineral

Preparación:

Extraer el jugo de cada ingrediente por separado y mezclar en una licuadora. Agregar al final el agua mineral. Este jugo se toma dos veces al día durante un mes.

PIEL RESECA

La piel de la gente está sujeta a cambios de climas, así como a cambios hormonales, de nutrición, de enfermedades y hasta de estados de ánimo, así como la hidratación de la piel y por el consumo de minerales, vitaminas o demás nutrimentos que nuestro cuerpo necesita.

Recordemos que una buena alimentación dará la pauta para que nuestra piel conserve su lozanía. Consuma frutas y verduras, huevo, leche, etc., la piel lucirá más bella y joven. Cepíllela, tome un baño de sol por cinco minutos diarios, tome dos litros de agua diario y el siguiente jugo:

Ingredientes:

* 2 mandarinas
* 3 cucharadas de fresa
* 3 nueces
* 1 naranja
* 30 ml de agua mineral

Preparación:

Extraer el jugo de todas las frutas, mezclar con las nueces y licuar, tomar sin colar, durante cuatro días cada semana, por el lapso de dos meses.

Además de lo anterior tome un jugo de naranja con papaya dos veces al día durante dos meses. Aplique crema de almendras con aguacate diariamente como crema de dormir.

QUEMADURAS

Si hablamos de quemaduras sería muy amplio el término, pero considero que lo más importante en estos casos, es el mencionar que además de todos los medios para reparar externamente la lesión, es importante consumir alimentos que nos ayuden a reponer el líquido vital, para evitar la deshidratación de los tejidos, por los efectos del calor, así como de los minerales que se pierden y las vitaminas que son necesarias para los procesos de cicatrización de las quemaduras. Recomendamos alimentos ricos en vitaminas A, C, D, E, complejo B, calcio, sodio, magnesio, vitamina K, cobre, zinc, etcétera, sólo por mencionar algunos, que cuando son tomados en cantidades adecuadas, permiten una buena regeneración celular. El *jugo quemadito* es el que se aconseja.

Ingredientes:

- 3 varas de alfalfa
- 1 rodaja de piña
- 1 pepino
- 1 naranja
- ½ diente de ajo
- 30 ml de agua mineral

Preparación:

Extraer el jugo de cada ingrediente, agregar a la licuadora con el agua mineral, si usted quiere puede tomarse el jugo por separado del ajo, para que no tenga mal sabor la preparación anterior.

Un té que puede ayudarle también es el siguiente:

Ingredientes:

- Consuelda
- Diente de león
- Hierba del cáncer

Preparación:

Agregue una cucharada de cada uno de los tés a un litro de agua, hierva por diez minutos, cuele y tome como agua de tiempo. Tomar durante un mes.

REJUVENECEDOR

Ingredientes:

- 1 taza de jugo de zanahoria
- 2 manzanas
- 10 hojas de lechuga
- 4 ejotes tiernos
- 1 col de bruselas
- 5 hojas de espinacas
- 1 cucharada de jugo de limón
- 1 cucharada de miel
- 1 cucharada de jengibre
- 2 cucharadas de levadura de cerveza

Preparación:

Extraer los jugos por separado y mezclarlos con la miel, el jengibre picado y la levadura de cerveza. Tomarlo durante un mes.

Reumatismo

El reumatismo es una enfermedad que desgraciadamente va atacando a un mayor numero de personas, lo peor del asunto es que se presenta por motivos
hereditarios, infecciones (anginas) de cualquier ín-
dole, pero sobre todo por un pésimo estado de las
defensas, porque nuestro cuerpo ya no tolera de
manera adecuada el ataque de las diversas enfermedades por las que se ve rodeado. Los dolores en todo
el cuerpo desgraciadamente se sienten insoporta-
bles, así como las lesiones permanentes que van
dejando en él, las lesiones a nivel cardiaco es lo más
temible, así como la alteración de las articulaciones
es demasiado frecuente. Una buena alimentación es
la base de una excelente salud, el *jugo el dolorcito*,
conjuntamente con un buen tratamiento, les dará la
ayuda que ustedes buscan.

Ingredientes:

* 1 diente de ajo
* ¼ de cebolla morada
* 1 rama de perejil
* 1 naranja
* ½ rodaja de piña
* 1 vara de apio

Preparación:

Licuar todos los ingredientes y tomarlos sin colar, pero si usted padece gastritis o úlcera gástrica no lo tome. Lo recomendable es que lo tome una vez cada tercer día. Un té que puede ayudarle es el siguiente:

Ingredientes:

* Ortiga
* Fenogreco
* Betel

Preparación:

Poner una cucharada de estos tés en un litro de agua, hervir por diez minutos, dejar reposar durante veinte minutos, colar y tomar como agua de tiempo, durante 2 meses, al igual que el licuado.

SUDOR EXCESIVO

Una de las vergüenzas más grandes que cualquier persona puede pasar es que aparte de transpirar al sudar excesivamente, el cuerpo le huela mal. Cuántas veces encontramos que una persona puede ser agradable pero que si transpira mucho no nos acercamos con tranquilidad, aunque no huela feo, ésto le sucede a muchas personas sin importar el sexo, edad o situación económica o profesional. Aparte de todas las medidas higiénicas, es importante mencionar que vamos a sudar lo que comemos, así que es mejor alimentarnos de algo rico y nutritivo como las verduras y las frutas, que son los alimentos que mejor olor poseen. Consúmalas en abundancia y el sudor no será igual. El *jugo buen olor* se recomienda en estos casos.

Ingredientes:

- 3 ramas de yerbabuena
- 2 ramas de perejil
- 1 rodaja de piña
- 1 pepino
- 1 naranja
- 30 ml de agua mineral

Preparación:

Extraer el jugo de la naranja, piña, pepino y licuar con la yerbabuena, el perejil y el agua mineral, tomar sin colar cada tercer día.

Un té que además le será muy útil es el siguiente:

Ingredientes:

- Angélica
- Salvia
- Cedrón

Preparación:

Ponga una cucharada de cada uno de los tés en un litro de agua, hierva por quince minutos, cuele y tome como agua de tiempo durante tres meses.

TABAQUISMO

El tabaquismo es una adicción, una drogadicción de las más peligrosas, pues es culpable de millones de muertes en el mundo causadas por el cáncer, infarto, bronquitis, enfisema, tromboflebitis, infecciones frecuentes, muertes prematuras, bajo peso al nacer, predisposición de los hijos de madres fumadoras, etcétera y aún con todo esto no se deja de fumar.

Una buena alimentación, ejercicio y sobre todo una mentalidad de alimentación y vida sana, es lo que hará una diferencia dramática entre salud y enfermedad. El *jugo negrin 2 el fumador*, nos dará la diferencia entre saber conservar nuestra salud o morir dramáticamente.

Ingredientes:

- 1 naranja
- 1 mango
- ½ limón
- ¼ de pepino
- 30 ml de agua mineral

Preparación:

Extraer el jugo de cada ingrediente y mezclar con el agua mineral, licuar y tomar en ayunas, durante un mes sí y un mes no por cuatro meses.

Un té que puede ser muy útil es el siguiente:

- Fumaria

Preparación:

En un litro de agua poner una cucharada y hervir diez minutos, colar y tomar como agua de tiempo.

Además es recomendable una alcoholatura preparada de la siguiente manera:

Ingredientes:

- 25 gr de ajo
- 150 ml de aguardiente

Preparación:

Machacar el ajo perfectamente y agregar al aguardiente, dejar macerar durante cuatro días y tomar cinco gotas en el jugo que usted prefiera, antes del desayuno y la comida, esto será durante dos meses. Verás que los resultados serán excepcionales.

VÁRICES

Ingredientes:

- 4 zanahorias

* Apio
* Perejil
* Piña
* 15 ml de agua mineral

Preparación:

Extraer el jugo de cada ingrediente y mezclar en la licuadora con el agua mineral. Tomarlo durante un mes.

VEJEZ

En la tercera etapa de la vida, siempre es necesario tomar complementos, pues los períodos de desnutrición, enfermedades crónico degenerativas abundan en este lapso, desgraciadamente encontramos que fácilmente se enferman por no consumir los minerales, vitaminas y demás complementos que se necesitan, y por si fuera poco nuestro cuerpo ya está cansado y no absorbe de manera adecuada lo que se consume. Es importante hacer un profundo ejercicio de conciencia en las personas de la tercer edad, para que consuman alimentos sanos, realicen ejercicio y sobre todo tengan una mentalidad positiva. El *jugo el viejito* es el que se recomienda.

Ingredientes:

* 1 rebanada de papaya

- ½ vaso de leche condensada
- 1 cucharada de fresas
- 1 kiwi
- 2 dátiles

Preparación:

Licuar todos los ingredientes y tomar en ayunas. Además prepare este té:

Ingredientes:

- Damiana de California
- Ging seng

Preparación:

Prepare como cualquier té, cuele y tome como agua de tiempo.

VITALIDAD

Ingredientes:

- 4 partes de piña
- 1 apio
- 2 ramas de alfalfa

Preparación:

Extraer el jugo directamente en el extractor. Tomarlo durante un mes.

Jugos y fibra

Si ustedes lo notaron un sobrante en la preparación de los *jugos* fue la fibra, estaremos de acuerdo entonces en que debemos sacarle provecho.

Podremos utilizarlas como cataplasma para tratar algún problema de salud como por ejemplo:

La de col y cebolla para tratar lesiones como quemaduras, para desinfectar las heridas e impulsar la regeneración de los tejidos desde la profundidad.

De la zanahoria, la calabaza y el pepino podemos utilizarlo como refrescante y benéfico en el tratamiento para padecimientos como el eccema, el herpes, la psoriasis o quemaduras producidas por la exposición excesiva al sol. En caso de tener un poco de fiebre, podrá aplicarse sobre la frente, pecho y abdomen.

De las verdura ricas en almidones como la papa y nabo son eficaces en caso de úlcera de pierna diabética, heridas o llagas, quistes o furúnculos abiertos, heridas gangrenosas, erupciones de la piel.

Las frutas o verduras muy ácidas ayudan a cicatrizar heridas, raspones, cortaduras, así como para detener sangrados.

Ciertas pulpas frutales ácidas también ayudan a reafirmar la piel y a desvanecer las arrugas de la piel, por lo que son utilizadas en las mascarillas faciales.

Además de todos los beneficios anteriores podemos cubrir necesidades culinarias agregando la fibra como complemento de alguna ensalada, sopa o guisado.

Poco a poco usted irá descubriendo nuevas posibilidades que le harán descubrir que tenía en el olvido lo que una fruta y verdura pueden lograr a través de un *jugo*.

Comentario final

A través del tiempo, la humanidad ha experimentado modas, pero que conforme pasa el tiempo van siendo sustituidas por otras no solamente en lo referente al material, a lo económico, el vestido, los autos o medios de transporte sino también en el aspecto de la salud.

Hemos encontrado que han pasado modas en las que diferentes civilizaciones en las cuales tener sobrepeso u obesidad es un símbolo de buena salud o prosperidad, cierta jerarquía económica y social, que estar rellenitos era estar bello, incluso el participar en grandes comilonas siempre era algo de lo que podían vanagloriarse.

En la actualidad, al vivir más años, nos topamos con que nuestro cuerpo se deteriora aún más, con los años perdemos la capacidad de nutrición, que aunque consumamos alimentos adecuados desgraciadamente gracias a todo el maltrato que nosotros mismos nos provocamos, los nutrientes ya no son aprovechados y finalmente terminamos viejos, cansados y enfermos, que decir de los niños, jóvenes y

personas maduras que en lugar de alimentarse sanamente prefieren consumir cantidades abundantes de
alimentos chatarra que son fruto de la industrialización, que decir de aquellos que sólo piensan en
satisfacer su paladar sin preocuparse por si ese pro-
ducto es realmente natural como lo es ahora el alcohol, café, tabaco y un sinfín de porquerías que
desgraciadamente van minando su salud y al principio no les permite un desarrollo físico y mental
adecuado, teniendo generaciones de personas cróni-
camente enfermas que solamente engrosan la lista de
espera en los hospitales y que en lugar de vivir en
salud deforman su devenir de los años quejándose
amargamente de que la vida no los trata bien cuando
nosotros mismos somos los que le damos el rumbo
a nuestra propia forma de vida.

Retomando lo de las modas fatídicas en la alimentación, hemos elaborado este pequeño libro que viene a acrecentar esta colección de enseñanza que
hemos intentado que de alguna manera llegue a
ustedes para poder ser factor de un cambio real en
los hábitos que nos lleven por el camino de la salud
y así poder ser el grano de arena que *Dios* mandó a
este mundo. Esta moda permanente, porque es una
moda, que llegó para quedarse, tomar jugos es algo
que ha sido parte de la vida del hombre a través de
la vida del ser humano, el tomar la *savia de la
naturaleza*, es convivir con nuestra *madre tierra*, es

conllevar cada instante de la vida de un ser vivo, hacia nuestro cuerpo para inyectarle parte de esa riqueza, esa naturaleza de amor y ensueño que todos formamos, es darle el empujoncito a nuestro cuerpo para que cada día funcione mejor, es darle salud, instantes de gloria para que nuestra vida siga siendo lo que es: un verdadero paraíso que venimos a gozar y vivir plenamente.

En este libro como ya lo habrán leído, encontramos frutas de lo más común y que no requieren de tanta preparación para obtener sus beneficios como las vitaminas naturales pero que sobre todo siempre estarán al alcance del bolsillo. Sus jugos llenos de vida, te darán además del gusto de tomarlos la salud que necesitas o que andas buscando, tómalos con toda tranquilidad, disfruta su aroma y sobre todo su frescura, para que sientas que la naturaleza también forma parte de ti y que poco a poco penetra en tu interior.

Te pediría como un favor muy especial que los vuelvas a repasar para que se queden en tu memoria, por lo menos para que lo recuerdes cada vez que tengas una dolencia tu o la familia.

Te recuerdo que lo más valioso que tienes en la vida es tu propia vida, que lo único que te llevas son esos montones de amor, alegría y dicha que le puedas proporcionar a la vida y a tu cuerpo, aprovéchalos teniendo salud verdadera. A través de los jugos que son parte medular de cualquier alimentación, o tipo de nutrición, verás cómo cada parte de tu ser se revitaliza al consumirlos en grandes cantidades, recuerda que son verdaderas cápsulas de vitaminas que te darán la suficiente fuerza y vigor para crecer y ser capaz de dar vida a seres igualmente saludables como tu.

Como ya va siendo costumbre, le doy las gracias infinitas a Doña Claudia Granados Alquicira por su participación en la elaboración de este libro, que considero será una invitación permanente a la puerta de entrada para cuidar y conservar lo más preciado por el hombre: *la salud.*

Nuevamente ***Bienvenidos al Mundo Naturista del Dr. Abel Cruz.***

> *Bendecid, pueblos, a nuestro Dios,*
> *Y hacer oír la voz de su alabanza*
> *El es quién preservó la vida a*
> *nuestra alma,*
> *Y no permitió que nuestros pies*
> resbalasen.

Salmos 65 (vers. 8, 9)
Con Amor infinito a mis HERMANOS
DR. ABEL CRUZ.

Esta edición se imprimió en Agosto de 2004. Cosegraf
Progreso No. 10 Ixtapaluca, Edo de México, 56530

SU OPINIÓN CUENTA

Nombre...

Dirección:

Calle y núm. exterior ....interior.................................

Colonia .... Delegación ....

C.P. .... Ciudad/Municipio ....

Estado... País ....

Ocupación .... Edad ....

Lugar de compra ....

Temas de interés:

❏ *Empresa*   ❏ *Psicología*   ❏ *Cuento de autor extranjero*
❏ *Superación profesional*   ❏ *Psicología infantil*   ❏ *Novela de autor extranjero*
❏ *Motivación*   ❏ *Pareja*   ❏ *Juegos*
❏ *Superación personal*   ❏ *Cocina*   ❏ *Acertijos*
❏ *New Age*   ❏ *Literatura infantil*   ❏ *Manualidades*
❏ *Esoterismo*   ❏ *Literatura juvenil*   ❏ *Humorismo*
❏ *Salud*   ❏ *Cuento*   ❏ *Frases célebres*
❏ *Belleza*   ❏ *Novela*   ❏ *Otros*

¿Cómo se enteró de la existencia del libro?

❏ *Punto de venta*   ❏ *Revista*
❏ *Recomendación*   ❏ *Radio*
❏ *Periódico*   ❏ *Televisión*

Otros: ....

Sugerencias: _____

_____

_____

Salud con jugos

800 280-9471